AF399090

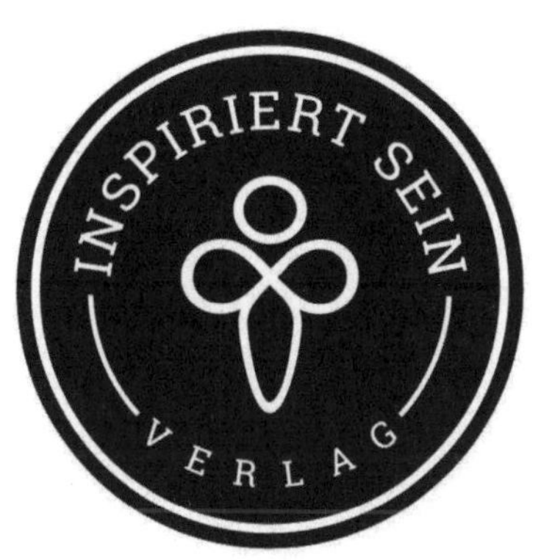

INSPIRIERT SEIN
VERLAG

Trink Dich gesund!

- Warum ist das Thema Trinkwasser so wichtig?
- Wie viel sollten wir trinken?
- Was bedeutet „gesundes Trinkwasser"?
- Und wo bekommen wir es her?

inklusive Tipps für die Trinkwasseraufbereitung für zu Hause

Die wichtigsten Fakten über das Thema TRINKWASSER kompakt und klar verständlich auf den Punkt gebracht!

von Marion Selzer und Jens Sprengel

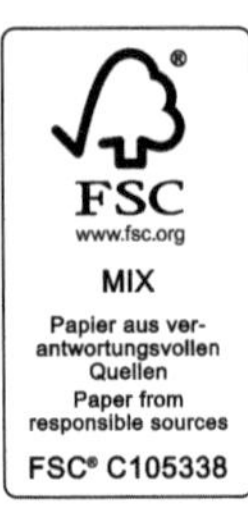

3. Auflage 2025 / 1. Auflage 2015
© 2016, 2025 Inspiriert-Sein Verlag, Saarlouis

Verlag: Inspiriert-Sein Verlag, Selzer/Sprengel GbR, Dorfstraße 136, 66740 Saarlouis, Email: info@inspiriert-sein.de, www.inspiriert-sein.de

Druck: Libri Plureos GmbH, Friedensallee 273, 22763 Hamburg
Der Druck erfolgt auf Papier entsprechend der EU-Verordnung „EU/2023/1115 über entwaldungsfreie Lieferketten".

Umschlag/Cover: Berthold Sachsenmaier
Lektorat: Susi Berk
Bildrechte Cover Wasserglas: © nito - Fotolia

ISBN: Paperback: 978-3-946026-06-8 / eBook: 978-3-946026-07-5

Bibliografische Information der Deutschen Nationalbibliothek: Die Deutsche Nationalbibliothek verzeichnet diese Publikation in der Deutschen Nationalbibliografie; detaillierte bibliografische Daten sind im Internet über http://dnb.d-nb.de abrufbar.

Haftungsausschluss:
Die hier veröffentlichten Ratschläge und Empfehlungen wurden von den Autoren mit größter Sorgfalt erarbeitet und geprüft. Eine Garantie kann jedoch nicht übernommen werden. Ebenso ist eine Haftung der Verfasser oder des Verlags für Personen-, Sach- oder Vermögensschäden, die aus der Anwendung oder dem Missbrauch der hier empfohlenen Tipps entstehen, in jeder Hinsicht ausgeschlossen. Jede Durchführung erfolgt im Rahmen der Eigenverantwortlichkeit auf eigenes Risiko. Bitte wenden Sie sich bei körperlichen oder seelischen Problemen an einen entsprechend ausgebildeten Spezialisten.

Wasser ist per Gesetz ein Lebensmittel, ihm darf keine heilende Eigenschaften zugeschrieben werden. Dennoch hilft Wassertrinken, um uns mit ausreichend Flüssigkeit zu versorgen. Wasser an sich macht nicht gesund, aber es unterstützt vielfältige Funktionen im Körper und fördert dadurch die Selbstheilungskräfte.

Inhaltsverzeichnis

Vorwort

Immer mehr Menschen wird bewusst, wie wichtig eine gesunde Ernährung ist. Etwas weniger bekannt ist, dass der richtige Umgang mit dem richtigen Wasser mindestens genau so wichtig ist. Denn am Ende ist es einzig und allein das Wasser, welches die Vitalstoffe in unsere Zellen bringt.

Dadurch, das wir täglich Wasser auf verschiedenste Arten erleben, haben wir uns daran gewöhnt und weitestgehend verlernt, mit staunender Wertschätzung auf das Wasserwesen zu blicken. An manchen Wintertagen zeigt es uns in Eiskristallen oder Schneeflocken einen Teil seiner Schönheit in aller Deutlichkeit. Wenn uns dann bewusst wird, dass das schöne Bild, welches wir da sehen, nur für kurze Zeit präsent ist, vorher noch nie da war und auch nie wieder genau so erscheinen wird, dann kann man nur noch staunen und ahnt, dass das Wasserwesen wesentlich mehr als H_2O ist, auf das es manchmal von der Wissenschaft reduziert wird.

Noch vor einigen 100 Jahren war reines lebendiges Wasser wie selbstverständlich an den meisten Orten für Mensch, Tier und Pflanze vorhanden. Heute erleben wir, dass diese Grundlage unseres Lebens immer mehr stofflich und energetisch verunreinigt wird und dadurch die Lebensprozesse nicht mehr optimal unterstützen kann. Wenn das Wasser „krank" wird, werden früher oder später auch die Lebewesen krank und zwar alle, auch wir.

Es gibt nur einen Weg, um langfristig aus dieser Situation heraus zu kommen: Wir müssen es der Natur ermöglichen, wieder in ihr Gleichgewicht zu kommen, so dass auch das Wasser wieder rein und lebendig wird, so wie es viele Millionen Jahre in der Vergangenheit war.

Bis das erreicht ist, bleibt uns nur, mit technischen Mitteln wie z. B. Wasserfiltern unser Wasser in einen möglichst reinen, lebendigen und damit ursprünglichen Zustand zurück zu bringen. Das ist keine einfache Aufgabe, weil ein umfangreiches Wissen dafür erforderlich ist. Von der Vielzahl an verfügbaren Informationen ist allerdings der allergrößte Teil von Verkaufsinteressen einiger Hersteller und Verkäufer von Wasserfiltern geprägt.

Um so wichtiger sind Bücher wie dieses, in dem die Autoren Marion und Jens neutral und frei von Verkaufsabsichten informieren. In einer leicht verständlichen Sprache geben sie einen umfassenden Überblick über das Wirken des Wassers in unserem Körper und bewerten mit diesem Wissen die verschiedensten verfügbaren Techniken zur Wasserverbesserung. Mit vielen davon haben sie selber Erfahrungen gesammelt, die sie im Buch teilen.

Dieses Buch ist eine ideale Abkürzung für alle, die in kurzer Zeit das nötige Wissen aufbauen möchten, welches hilft, den richtigen Umgang mit unserem Wasser für ein gesünderes Leben zu finden.

Dr. Michael Scholze, Dipl. Physiker und Forscher
Gottsdorf im Nuthe-Urstromtal, März 2016
www.lebendiges-trinkwasser.de

Einleitende Gedanken

Warum ist Wasser so wichtig?

Wer sich intensiver mit dem Thema Gesundheit beschäftigt, stößt früher oder später auch auf das Thema Trinkwasser. Denn Wasser spielt für unseren Organismus eine entscheidende Rolle. Während wir tage- oder sogar wochenlang ohne Nahrung auskommen können, können wir nur wenige Tage ohne Wasser überleben. Wasser gilt daher zu Recht als *Lebensmittel Nummer 1*.

Der menschliche Körper besitzt je nach Alter einen Wasseranteil von 60-80 Prozent, weshalb man den Menschen durchaus als ein „Wasserwesen" bezeichnen kann. Wasser ist an jedem einzelnen unserer Stoffwechselvorgänge beteiligt und immens wichtig für unsere Energieversorgung. Da wir jeden Tag etwa drei Liter Wasser über Haut, Nieren, Lunge und Darm verlieren und der Körper nur eine begrenzte Menge Wasser selbst herstellen kann, ist es wichtig, auf eine ausreichende Versorgung mit Trinkwasser zu achten.

Wer sich müde, schlapp, antriebslos oder gereizt fühlt, kann hierbei genauso von der Erhöhung seiner Trinkmenge profitieren, wie derjenige, der unter Bluthochdruck, Diabetes, Schlafproblemen, Konzentrationsstörungen, Atemwegsbeschwerden oder Migräne leidet – um nur ein paar Beschwerden zu nennen, bei denen sich das Trinken von Wasser als Heilmittel bewährt hat. Auch Schmerzen aller Art, wie Rücken-, Gelenk- oder Kopfschmerzen, sprechen sehr gut auf die Zufuhr von Wasser an. Selbst beim Abnehmen und dem Hinauszögern von Alterungserscheinungen unterstützt uns das Wasser.

Wir wollen Sie aber nicht nur motivieren, einfach mehr Wasser zu trinken und Ihnen Tipps für eine optimale Wasserversorgung Ihrer Zellen geben, sondern Ihnen auch verraten, welches Wasser besonders gesund ist.

Denn Wasser ist nicht einfach Wasser und es macht einen erheblichen Unterschied, welches Wasser wir zu uns nehmen. Auch, wenn Wasser für unser Auge stets gleich aussieht, können sich sowohl Gehalt und Art der darin gelösten Stoffe als auch die Geometrie des Wassers (die Anordnung der Wassermoleküle) erheblich voneinander unterscheiden. Und genau hier liegt der entscheidende Punkt, ob das Wasser, das wir trinken, sich rundum positiv auf unsere Gesundheit und unser Wohlbefinden auswirkt, oder, ob es uns im schlimmsten Fall sogar belastet.

Nur, wer genügend trinkt und dabei auch die Qualität des Trinkwassers berücksichtigt, legt den Grundstein für ein langes und gesundes Leben.

Wasser ist nicht einfach nur Wasser

Wie viel sollten wir trinken? Welches Trinkwasser ist gesund und wo bekommen wir gesundes und energiespendendes Wasser her? Sollten wir besser Quellwasser, Mineralwasser, Leitungswasser oder selbst aufbereitetes Wasser trinken? Die Auswahl ist riesig und genauso groß ist die Verwirrung des Verbrauchers, der beginnt, sich diese entscheidenden Fragen zu stellen.

Auch uns ging es nicht anders, als unsere Entdeckungsreise, um die Geheimnisse des Wassers vor etwas mehr als zehn Jahren, inspiriert durch den Vortrag „Wasser und Salz" des Biophysikers Peter Ferreira, begann. Wir standen vor der Frage, ob wir unser Trinkwasser künftig mittels Dampfdestillierer, einer Umkehr-Osmose-Anlage, einem Ionenaustauscher, einem Aktivkohlefilter oder doch lieber mit einem der vielen Quellwasseraufbereitungssysteme aufbereiten sollten. Oder, ob es doch besser wäre, ein gutes artesisches Quellwasser zu kaufen oder gar selbst zu einer Quelle zu fahren und unser Trinkwasser dort abzufüllen.

Die Gedanken überschlugen sich. Es gab viele neue Begrifflichkeiten zu lernen, unterschiedliche Funktionsweisen zu verstehen und die Vor- und Nachteile der einzelnen Möglichkeiten gegenüberzustellen.

Noch komplexer wurde es, als wir neben der Frage der Reinigung von Wasser auch die physikalische und energetische, sprich die feinstoffliche Seite von Wasser zu berücksichtigen begannen. Auch hier gibt es unzählige Verfahren und Methoden, die aus sozusagen „totem" Wasser „lebendiges" Wasser machen sollen. Spätestens hier fragt man sich, ob das alles nur esoterischer Humbug und Geldmacherei ist, oder, ob es sich dabei um eine wichtige und essentielle Notwendigkeit handelt.

Besonders trickreich wird das Ganze dadurch, dass die Aussagen der einzelnen Wasserexperten sich teilweise sogar widersprechen und jede

Meinung für sich trotzdem sinnvoll und logisch klingt. Vermutlich möchte jeder Hersteller und Händler seine eigenen Produkte als besonders empfehlenswert hervorheben. Jemanden zu finden, der einen ehrlich berät und dabei auch auf die persönlichen Prioritäten und Ansprüche eingeht, ist alles andere als einfach. Für Laien ist es wirklich schwierig herauszufinden, wem es nur darum geht, seine Produkte zu vertreiben, und wer einem Interessenten gegenüber offen und ehrlich ist.

Auf unserer Suche nach dem idealen Trinkwasser haben wir etliche Bücher von Wasserforschern gelesen, so manchen Experten in seinem Labor besucht und mit vielen Herstellern und Vertretern persönlich telefoniert, um alles genau zu verstehen. Im Laufe der vergangenen Jahre haben wir dabei viele Systeme zur Trinkwasseraufbereitung selbst ausprobiert, haben unser Trinkwasser phasenweise an Quellen selbst abgefüllt und verschiedene Arten an kommerziellen Mineralwässern aus dem Handel getestet. Es hat sehr lange gedauert, bis wir so einigermaßen das Gefühl hatten, zumindest einen kleinen Überblick über diese weitreichende Thematik zu haben.

Besonders erkenntnisreich fanden wir die Schriften des Wasserpioniers Viktor Schauberger, mit dessen Enkel wir schließlich auch Kontakt aufnahmen, um von ihm persönlich einige Informationen zu der Arbeit seines Großvaters zu erhalten. Letztendlich hat sich der Kreis geschlossen und wir kommen am Ursprung – der Natur – heraus und können sagen, dass es keine wirkliche Alternative zu natürlichem, unterirdisch gereiftem artesischen Quellwasser gibt. Doch leider hat nicht jeder Zugang zu einer solchen Quelle.

Anhand Viktor Schaubergers Leitspruch „Natur kapieren, Natur kopieren" haben wir uns also auf die Suche gemacht, mit welchen Methoden sich ein naturidentisches Trinkwasser aus einfachem Leitungswasser gewinnen lässt, so dass jeder in den Genuss dieser gesundheitsfördernden Lebensgrundlage kommen kann.

In diesem Ratgeber haben wir die Ergebnisse und Erfahrungen unserer Recherchen und Selbstversuche sortiert. Mit den hier vorgestellten Informationen sind Sie in der Lage, sich eigenständig und unabhängig, um die Beschaffung von wirklich gesundem Trinkwasser zu kümmern, ohne sich vorher durch den Dschungel an Informationen und Fehlinformationen kämpfen zu müssen.

Wenn uns heute jemand nach der idealen Möglichkeit fragt, ideales Trinkwasser herzustellen, können wir keine allgemeingültige Aussage mehr machen. Jeder Mensch ist individuell und hat seine Prioritäten. Während der eine vor allem auf den Preis schaut, möchte ein anderer gerne die praktischste Variante.

In dieser Broschüre stellen wir die unserer Ansicht nach wichtigsten Fakten über das Wesen des Wassers dar und geben einen Überblick über die unterschiedlichen Möglichkeiten der Trinkwasserbeschaffung und -aufbereitung – und all das aus einem neutralen Blickwinkel betrachtet!

Wir sind keine Vertreter, wir stellen selbst keine Produkte her und wollen auch nicht zum Kauf bestimmter Produkte animieren. Wir wollen einfach nur die Informationen an Sie weiterleiten, die wir auf unserer Suche nach der bestmöglichen Art gesundes Trinkwasser zu erhalten, in Erfahrung bringen konnten. Unser Anliegen ist, Ihnen die Möglichkeit zu bieten, die Suche abzukürzen und zu erleichtern und Ihnen behilflich zu sein, das für Sie perfekte Trinkwasser zu finden – für Ihre Gesundheit und die Ihrer Familie!

Dabei legen wir Ihnen die Vor- und Nachteile der einzelnen Möglichkeiten offen und ehrlich dar. Sie profitieren von unserem breiten Erfahrungs- und Selbstanwendungsschatz. Wir hoffen, Ihnen damit Zeit und Lehrgeld ersparen zu können, und dass Sie sich und Ihre Familie nach dem Lesen dieser Broschüre schnellstmöglich mit gesundem Trinkwasser versorgen können.

In diesem Sinne viel Freude beim Lesen und Inspirieren-Lassen,
Marion und Jens vom Inspiriert-Sein Team

P.S.: Den anfangs erwähnten Informationsvortrag von Peter Ferreira „Wasser & Salz“, den wir Ihnen ans Herz legen möchten, können Sie auf youtube kostenlos ansehen unter:

https://www.youtube.com/watch?v=9YCAWFVzPJM

Das Mysterium Wasser

„Auf der Welt gibt es nichts, was weicher und dünner ist, als Wasser. Doch um Hartes und Starres zu bezwingen, kommt nichts diesem gleich. Dass das Schwache das Starke besiegt, das Harte dem Weichen unterliegt, jeder weiß es, doch keiner handelt danach."

Laotse chinesischer Philosoph, Begründer des Taoismus

Wasser gilt als das Sinnbild des Lebens und die Urkraft der Natur. Knapp drei Viertel der Erdoberfläche sind von Wasser bedeckt, weshalb die Erde auch als „blauer Planet" bezeichnet wird. Insgesamt 1.400 Billiarden Tonnen Wasser befinden sich im ständigen Kreislauf zwischen Atmosphäre und Erde. Weniger als ein Prozent dieser gesamten Wassermenge ist trinkbar. Wasser ist dauerhaft in Bewegung und ständig im Wandel zwischen flüssig, fest und gasförmig. Ohne Wasser wäre das Leben auf unserem Planeten nicht möglich!

Wasser gehört zur Sauerstoff-Familie der Hybride und verhält sich vollkommen untypisch für seine Gattung. Das ist nur einer der Gründe, weshalb sich tausende von Wissenschaftlern seit Jahrzehnten die Köpfe über die Eigenschaften und Fähigkeiten des Wasser zerbrechen. Wir wissen noch nicht einmal, woher Wasser kommt, wo es seinen Ursprung hat und über welche bislang noch nicht entdeckten Eigenschaften es verfügt. Mittlerweile konnte man bereits mehr als 40 Anomalien beobachten, die das wahre Wesen des Wassers zu einem immer größeren Mysterium werden lassen.

Anders als man erwarten würde, kocht Wasser bei 100 °C und gefriert bei 0 °C. Seiner Gattung und seinem Molekulargewicht entsprechend müsste es eigentlich schon bei Temperaturen von -75 °C zu sieden und bei etwa -100 °C zu gefrieren anfangen. Auf der Erde wäre es dann lediglich als Gas anwesend und jede Art von Leben wäre auf diesem Planeten überhaupt nicht möglich oder würde zumindest ganz anders aussehen.

Besonders auffällig ist, dass Wasser, wie auch andere Stoffe, mit sinkenden Temperaturen seine molekulare Dichte erhöht (die Wassermoleküle ziehen sich zusammen), sich dann aber bei einem weiteren Temperaturabfall unter 4°C plötzlich wieder auszudehnen beginnt. Das ist auch der Grund dafür, dass Wasserleitungen im Winter platzen können oder Eiswürfel an der Wasseroberfläche schwimmen, statt abzusinken, wie man normalerweise erwarten würde.

Sehr erstaunlich ist auch die Fähigkeit von Wasser als Informationsträger: Kommt Wasser mit einem anderen Stoff oder einer Form von Schwingung oder Frequenz in Berührung, nimmt es deren Information auf und speichert sie. Selbst nach Entfernen der Informationsquelle ist die gespeicherte Information immer noch wirkungsvoll, was sich zum Beispiel die Homöopathie zunutze macht. Wasser speichert sozusagen die energetischen oder vibrationalen Muster von sämtlichen Substanzen und Schwingungen, mit denen es in Kontakt kommt.

Diese und vielen andere Anomalien des Wassers machen das Wesen Wasser zu einem geheimnisvollen Rätsel. Dabei sind es genau diese Anomalien, die dem Wasser seine lebensspendenden Eigenschaften verleihen. Wasser ist definitiv mehr als einfach nur H_2O, bei dem sich zwei Wassermoleküle mit einem Sauerstoffmolekül verbinden. Wasser scheint vielmehr ein flüssiger Geist und damit die Essenz des Lebens zu sein.

Indem wir diese Essenz zu uns nehmen, kann Wasser auch unseren Körper erfrischen, rein halten und unseren Geist beleben. Freuen Sie sich auf eine spannende Reise in die Welt des Wassers und seine Bedeutung für unser Wohlbefinden und unsere Gesundheit!

Teil 1: Wasser das Lebenselixier

Der Mensch das Wasserwesen

Vielleicht haben Sie schon einmal davon gehört, dass der menschliche Körper zu 60 bis 80 Prozent aus Wasser besteht. Bei einem Körpergewicht von 75 kg sind das zwischen 45 bis 60 Liter. Eine ganze Menge also. Aber wussten Sie auch, dass es sich bei etwa 99 % aller Moleküle, aus denen Ihr Körper besteht, um Wassermoleküle handelt?

Wassermoleküle sind mit einer Größe von nur 0,25-0,3 Nanometer (ein Nanometer ist kleiner als der millionste Teil eines Millimeters!) kleiner als die meisten anderen Moleküle unseres Körpers, was bedeutet, dass wir prozentual betrachtet hauptsächlich aus Wassermolekülen bestehen, so Gerald H. Pollack, ein international anerkannter Experte für Wasserforschung der Universität Washington, in seinem Buch „Wasser viel mehr als H_2O". Wenn wir die Moleküle in uns zählen würden, wären 99 % davon Wassermoleküle. So viele Wassermoleküle werden also benötigt, damit etwa Zweidrittel unseres Gesamtvolumens ausgefüllt sind.

> Wir bestehen also tatsächlich aus sehr viel mehr Wasser
> als uns bewusst ist!

Auch evolutionsbedingt spielt Wasser eine tragende Rolle für unser Dasein. Wir verbringen die ersten Monate unseres Lebens als Embryo in Wasser eingebettet in der Fruchtblase unserer Mutter.

Der Wassergehalt im menschlichen Körper:

- eine männliche Samenzelle besteht zu 98-99 % aus Wasser
- unser Gehirn zu ungefähr 85 %
- unser Blut zu etwa 83 %

- unsere Nieren und unsere Leber bestehen zu circa 80 % aus Wasser
- Herz und Muskeln zu etwa 75 %
- unsere Augen und unser Speichel sogar zu 99 %
- unsere Knochen und Zähne immerhin noch zu 10-20 %

Im Laufe des Lebens lassen wir immer mehr Wasser

Mit zunehmendem Alter nimmt der Wasseranteil in unserem Körper ab. Während der Körper eines Neugeborenen noch zu etwa 80 % aus Wasser besteht, sind es beim Erwachsenen nur noch rund 70 %. Im höheren Lebensalter kann der Wasseranteil sogar auf bis zu 55 % abfallen.

> Je älter wir werden, desto mehr trocknen wir aus. Wasser ist daher unser wichtigster Jungbrunnen!

Voraussichtlich besteht ein Zusammenhang zwischen dem Wasserverlust unseres Körpers und der Entstehung von Krankheiten und einer Erhöhung der Schmerzempfindlichkeit.

Das Wasser in uns befindet sich überwiegend in drei Bereichen:

1. Im Blut und damit in den Arterien, Venen und Kapillaren unseres Gefäßsystems fließen etwa 5-10 Prozent unseres Körperwassers.

2. Als extrazelluläre Flüssigkeit befinden sich etwas mehr als 20 % unseres Körperwassers im Lymphsystem und Bindegewebe, außerhalb unserer Zellen.

3. In den Zellen fließen knapp 75 % unseres Körperwassers als intrazelluläre Flüssigkeit.

Während unsere Zellen sozusagen in der extrazellulären Flüssigkeit schwimmen, schwimmen Zellkern und Organellen der Zelle im Wasser innerhalb der Zelle, in der sogenannten intrazellulären Flüssigkeit.

Körperwasser: Das Meer in uns

Ebenso, wie die Erde zu etwa 70 % aus Wasser besteht, bestehen auch wir im Erwachsenenalter zu circa Zweidrittel aus Wasser. Das Wasser der Erde befindet sich zum größten Teil in den Weltmeeren. Dabei handelt es sich nicht um reines Wasser, sondern um eine Salz-Wasser-Lösung mit einem Salzgehalt von etwa drei Prozent.

Auch unser Körperwasser besteht nicht einfach nur aus reinem Wasser, sondern ebenfalls aus einer Salz-Wasser-Lösung. In unserem Körper befindet sich ein Teil des Wassers innerhalb und ein Teil außerhalb unserer Zellen, sozusagen in zwei voneinander abgegrenzten „Meeren", was den Vorkommen von Süßwasser und Salzwasser unseres Planeten ähnelt.

Eines dieser „Meere" befindet sich im Inneren unserer Körperzellen in Form der intrazellulären Flüssigkeit. Das zweite „Meer" besteht aus der extrazellulären Flüssigkeit außerhalb der Körperzellen in unserem Bindegewebe. Nur, wenn der Austausch zwischen diesen beiden Meeren optimal ablaufen kann, bleiben wir gesund und frei von Beschwerden. Nur dann, kann das sensible Gleichgewicht unserer Körpersysteme aufrechterhalten bleiben.

Der weltweit anerkannte iranische Arzt Batmanghelidj schreibt dazu in seinem Buch „Sie sind nicht krank, Sie sind durstig!":

„Der Körper hat im Grunde genommen zwei Ozeane in sich. Einer befindet sich in den Zellen, und das Wasser, das wir trinken, geht in diesen. Ferner gibt es einen Ozean aus Wasser im Extrazellulärraum um die Zellen herum.

Das Salz, das wir zu uns nehmen, hält das Volumen dieses „äußeren" Ozeans aufrecht. Demzufolge sind Wasser und Salz lebensnotwendig, um die Wasseraufnahme des Körpers zu regulieren und die beiden Ozeane im Gleichgewicht zu halten."

Im Laufe unserer Lebens verändert sich in erster Linie das natürliche Verhältnis zwischen dem Wasser innerhalb und außerhalb der Zellen. Während bei einem gesunden 20-Jährigen das Verhältnis des Wassers außerhalb der Zellen zu innerhalb der Zellen 1 : 1,1 ist, verschiebt sich diese Relation im Laufe der Jahre zu 1 : 0,8. Außerhalb der Zellen ist dann mehr Wasser enthalten als in den Zellen. Die Zellen verschrumpeln sozusagen wie getrocknetes Dörrobst und die Zellfunktionen leiden.

> **Vermutlich ist der Wasserverlust in den Zellen einer der Hauptgründe für vorzeitiges Altern und degenerative Erkrankungen.**

Indem wir mehr Wasser trinken, könnten viele dieser unliebsamen Erscheinungen aufgehalten oder zumindest verzögert werden. Mehr über die Aufgaben, die Wasser in unserem Körper übernimmt und über die richtige Trinkmenge erfahren Sie, wenn Sie weiterlesen.

Wasser: Gesundheits- und Lebensmittel Nummer 1
Weshalb Wassertrinken so wichtig für uns ist

„Sie sind nicht krank, Sie sind durstig!"
Dr. med. Faridun Batmanghelidj

Wie wir gerade erfahren haben, ist der Mensch ein Wasserwesen. Unser Körper besteht zu rund Zweidrittel aus Wasser. Wir verraten Ihnen jetzt, weshalb Wasser das Lebensmittel Nummer 1 ist und wieso Wassertrinken so wichtig für uns ist.

> Leben beginnt im Wasser und ohne Wasser ist Leben nicht möglich!

Dr. Henri Coanda erkannte als einer der Ersten, dass die überdurchschnittliche Langlebigkeit und gleichzeitig beste Gesundheit des Hunzavolkes mit ihrem Trinkwasser zusammenhängen musste. Er prägte daher den Satz „Du bist, was Du trinkst".

Ohne unser Körperwasser wären wir nicht lebensfähig. Es übernimmt zahlreiche Aufgaben in unserem Körper und ist an JEDEM Stoffwechselvorgang beteiligt. Blut wäre ohne Wasser nicht flüssig. Nährstoffe könnten ohne Wasser nicht zu den Zellen befördert und Abfallprodukte nicht aus dem Körper ausgeleitet werden.

Ohne genügend Wasser würden wir sehr schnell ganz schön alt aussehen und antriebslos vor uns hin vegetieren, denn Wasser spielt auch für die Energiegewinnung eine wichtige Rolle. Zudem ist es bei der Regulation der Körpertemperatur beteiligt, dient als Säurepuffer und ist die wichtigste Grundsubstanz für alle Zellen, Gewebe und Körperflüssigkeiten.

Ein kleiner Ausflug ins Innere unseres Körper zeigt, wie wichtig Wasser für unsere Gesundheit, unser Wohlbefinden und unser äußeres Erscheinungsbild ist.

Die 7 Aufgaben unseres Körperwassers

1. Wasser als Nährstofflieferant und Müllentsorger

Wasser gilt als eines der besten Lösungsmittel. Von den bekannten 103 Stoffen auf der Erde sind 84 wasserlöslich. Wasser ist daher für den Transport von Nährstoffen für alle Lebewesen unverzichtbar.

Ähnlich wie Pflanzen zur Versorgung mit Nährstoffen aus der Erde auf Wasser angewiesen sind, weil nur so die Nährstoffe gelöst und zu den Wurzeln transportiert werden können, hängt auch die Versorgung unserer Zellen vom Körperwasser ab. Nährstoffe, die über die Nahrung aufgenommen werden, müssen zunächst im Wasser gelöst werden, bevor sie in die Zellen eingeschleust werden können.

Wenn nicht genügend Körperwasser vorhanden ist, können Nährstoffe nicht mehr richtig an die Zellen weitergeleitet werden. Dann fehlen wichtige Rohmaterialien für die Herstellung von Enzymen oder Botenstoffen und den Aufbau neuer Zellen und Gewebe.

> **Bei einem Wassermangel verhungern unsere Zellen also auch dann, wenn wir genügend Nährstoffe mit der Nahrung aufnehmen!**

Gleichzeitig fallen beim Zellstoffwechsel täglich Abfallprodukte an, die die Zellen an das sie umgebende extrazelluläre Wasser des Bindegewebes abgeben, damit der Abtransport zu den Ausscheidungsorgangen erfolgen kann. Wenn unser Körper nicht genügend Wasser zur Verfügung hat, gerät diese „Müllentsorgung" ins Stocken. Im schlimmsten Fall treibt das nicht nur die Verschlackung unseres Bindegewebes voran, sondern führt zum Zelltod durch Ersticken.

Gut zu wissen: Das Bindegewebe durchzieht unseren gesamten Körper von Kopf bis Fuß und bettet jede einzelne Zelle und jede Körperfaser schützend ein. Es steht als einziges Organsystem mit jeder unserer etwa 70-90 Billionen Körperzellen in direktem Kontakt.

Jede Substanz, die aus dem Blut in die Zellen gelangen soll, muss also zuvor eine Strecke in unserem Bindegewebe, dem sogenannten extrazellulären Raum, zurücklegen.

Gleiches gilt für Abfall- und Giftstoffe, die bei den Stoffwechselprozessen in der Zelle anfallen, und nur über das Bindegewebe zu den Ausscheidungsorganen abtransportiert werden können. Außerdem spielt das Bindegewebe im Kampf gegen Eindringlinge eine entscheidende Rolle.

Ähnlich wie die Qualität der Erde über das Wachstum und Gedeihen von Pflanzen entscheidet, ist die Zellgesundheit abhängig von der Beschaffenheit unseres Bindegewebes. Nur, wenn das Bindegewebe, als unser Nährstoff- und elektrischer Informationsleiter, unbelastet und damit frei von Abfallstoffen und Störfeldern ist, können unsere Zellen ideal versorgt werden. Im Umkehrschluss gilt, dass unsere Zellen, umso schlechter versorgt werden, je verdreckter und damit verschlackter unser Bindegewebe ist.

Stoffwechselstörungen, Cellulite, Übergewicht, Verdauungsprobleme und Stimmungsschwankungen sind dabei noch die milden Konsequenzen. Bei fortschreitender Verschlackung des Körpers drohen ernsthafte und chronische Erkrankungen, die Arterien verstopfen und ganze Organe können infolge der Überlastung „ersticken".

Wasser ist das Lösungsmittel schlechthin. Es gibt keine andere Substanz mit einer höheren Lösungsfähigkeit!

2. Wasser für die Energiegewinnung

Wasser spielt einen entscheidenden Faktor für die Energiegewinnung unseres Körpers. Wenn Wasser an den Zellmembranen vorbei fließt, erzeugt der dabei entstehende osmotische Fluss eine hydroelektrische Energie, die zunächst umgewandelt und dann in Form von Adenosintriphosphat (ATP), in einem sozusagen „lebendigen Zellbatteriesystem", gespeichert wird.

Wenn nicht genügend Wasser zur Verfügung steht, kann unser Körper nicht ausreichend Energie produzieren und speichern. In Folge dessen werden wir leicht müde, fühlen uns energieleer und antriebslos.

3. Wasser als Informationsübermittler

Der erwachsene Körper besteht aus etwa 70-90 Billionen Zellen. Dabei ist jede einzelne Zelle ein kleiner, eigenständiger Mikrokosmos für sich und ähnlich einer Insel von Wasser umgeben. Die Zellen sind sozusagen schwimmende Welten, die in keinem direkten Kontakt zueinander stehen, aber dennoch miteinander kommunizieren. Der gesamte Informations- und Stoffaustausch zwischen den einzelnen Zellen in unserem ganzen Körper geschieht über das Wasser.

Bei Wassermangel leidet daher die Kommunikation zwischen unseren Zellen, der Stoffaustausch versiegt und unsere Körperfunktionen werden schwächer und schwächer.

4. Wasser für die Zellgesundheit

Gesundheit, Leistungsfähigkeit und Schönheit hängen in erster Linie von unseren Zellen ab. Wir können nur so gesund sein, wie es unsere Zellen sind. Wenn diese optimal arbeiten, ihre jeweiligen Funktionen erfüllen und die für uns nötigen Stoffe herstellen, bleiben wir gesund und können den Alterungsprozess hinauszögern. Enzyme und Proteine sind für die Arbeit der Zellen besonders wichtig.

Wissenschaftler haben herausgefunden, dass das Enzym- und Proteinsystem der Zelle umso besser arbeitet, je besser die Zelle mit Flüssigkeit versorgt ist. Viele Enzyme und Proteine können nur mithilfe von Wasser mit ihren chemischen Reaktionspartnern in Kontakt treten und ihre Aufgaben erfüllen.

Bei Wassermangel kommt es immer zu einem Verlust an wichtigen Aminosäuren, die zur Bildung von Neurotransmittern und anderen Botenstoffen sowie von Proteinen benötigt werden. Dadurch können wichtige Prozesse in unserem Körper nicht richtig ablaufen und Störungen sind vorprogrammiert.

5. Wasser für einen gesunden Bewegungsapparat und Schmerzfreiheit

Das Knorpelgewebe zwischen den Knochen und Gelenken, die Gelenkflüssigkeit und die Bandscheiben bestehen ebenfalls zu über 90 % aus Wasser. Wasser dient hier sozusagen als Gleitmittel und sorgt dafür, dass die Oberflächen der Gelenke und Wirbel nicht aneinander reiben. Die Bandscheiben gleichen gelartigen Kissen, die eine Stoßdämpferfunktion zwischen den einzelnen Wirbelkörpern erfüllen.

Wenn wir zu wenig trinken, trocknen irgendwann auch die Wasservorräte im Knorpelgewebe und im Inneren der Bandscheiben aus. Es kommt zu Abnutzungserscheinungen in Form von Arthrose und Bandscheibenschäden. Auch Rückenschmerzen können mit dem Flüssigkeits- und Volumenverlust der Bandscheiben zusammenhängen.

Da die Fließeigenschaft des Blutes ebenfalls von unserer täglichen Trinkmenge abhängt, kann Wassertrinken auch dabei helfen Herz-Kreislauf-Erkrankungen zu verhindern. Außerdem ist Wasser ein ideales Abführmittel und verhindert Verstopfung.

6. Wasser als Schlankmacher

Darüber hinaus unterstützt das Trinken von genügend Wasser die Gewichtsabnahme. Wasser füllt den Magen ohne Kalorien zu liefern und sorgt für ein gewisses Sättigungsgefühl. Zudem verbraucht Wasser sogar Kalorien und das nicht wenig. Ein halber Liter Wasser verbraucht für seine Verdauung etwa 25 Kalorien. Das macht bei zwei Litern am Tag circa 100 Kalorien. Im Jahr sind das rund 36.500 Kalorien oder umgerechnet etwa vier bis fünf Kilogramm an überschüssigem Körperfett, das wir einfach wegtrinken können!

> **Tipp: Trinken Sie Wasser, wenn Sie Hunger haben**
> Durst- und Hungergefühle können leicht miteinander verwechselt werden. Unser Gehirn reagiert sowohl bei Hunger als auch bei Durst mit einer Absenkung des Energieniveaus, weshalb Durst auch leicht als Hunger interpretiert werden kann.
>
> Wenn wir bei aufkommenden Hungergefühlen zuerst einmal zwei große Gläser Wasser trinken, ist es gut möglich, dass der angebliche Hunger wieder verschwindet. Das ist dann ein Zeichen dafür, dass es sich bei diesem Gefühl gar nicht um Hunger handelte, sondern um die Botschaft unseres Körpers, dass er Wasser benötigt.
>
> Wenn wir nicht länger essen, weil wir irrtümlicherweise unser Durstgefühl als Hunger interpretieren, können wir jede Menge Kalorien einsparen und gleichzeitig auch noch unserer Gesundheit etwas Gutes tun!

7. Wasser als Jungbrunnen und natürliches Anti-Aging-Mittel

Außerdem kann Wasser den Alterungsprozess der Haut entscheidend verlangsamen. Als Jungbrunnen übertrifft es die Wirkung und ist zudem günstiger als jedes Kosmetik- oder Anti-Aging-Mittel! Falten entstehen, wenn der Körper das Zellwasser zur Neutralisation von Giftstoffen benötigt und so die Flüssigkeit aus der Haut bezieht. Wer genügend trinkt und nur wenig Schlacken hat, bleibt länger frisch und straff und behält einen jugendlichen Teint und eine glatte Haut.

Fazit: Wie wir also sehen, ist Wasser extrem wichtig für die Aufrechterhaltung sämtlicher Stoffwechselvorgänge, für die Energiegewinnung in unserem Körper, es hilft uns gesund und frei von Schmerzen zu bleiben, unterstützt uns darüber hinaus beim Abnehmen, sorgt für eine glatte und straffe Haut und macht, wie Sie gleich erfahren, sogar glücklich!

Wasser trinken macht glücklich!
Bei Wassermangel entsteht im Gehirn ein Mangel an Tryptophan. Tryptophan ist eine Aminosäure und essentiell wichtig, damit die beiden Glücks- und Wohlfühlstoffe Serotonin und Melatonin gebildet werden können. Wenn wir zu wenig Wasser trinken, wird in der Leber vermehrt Tryptophan abgebaut. Dadurch gelangt weniger Tryptophan durch die Blut-Hirn-Schranke ins Gehirn und es kommt zu ungünstigen Serotonin- und Melatoninspiegeln. In Folge dessen fühlen wir uns niedergeschlagen und depressiv.

Achten Sie also auf eine ausreichende Versorgung mit Wasser und trinken Sie sich glücklich!

Wer gesund sein will, sollte genügend trinken

Jeden Tag verlieren wir etwa 2,5-3 Liter Wasser und zwar auch dann, wenn wir nicht schwitzen oder körperlich aktiv sind. Wasser verdunstet über die Haut, wird durch die Atmung nach außen abgegeben und über Stuhlgang und Urin ausgeschieden. Bei körperlicher Betätigung, Fieber, hohen Außentemperaturen, Durchfall und anderen Krankheiten steigt der Verbrauch entsprechend.

Da der Körper Wasser nicht selbst herstellen kann, und Wasser, anders als viele Vitamine oder Mineralien, nicht auf Vorrat gespeichert werden kann, ist er auf die tägliche Zufuhr von außen angewiesen. Denn für die zelluläre Energiegewinnung kann nur das Wasser genutzt werden, das wir durch Trinken zu uns nehmen, da das bereits im Körper, in den Zellen und im Bindegewebe, vorhandene Wasser an seiner Position gehalten werden muss, damit es die dort anfallenden Aufgaben durchführen kann.

Für unsere Leistungsfähigkeit und unsere Vitalität ist es deshalb wichtig und notwendig, über den Tag verteilt immer mal wieder ein Glas Wasser zu trinken!

Die Folgen einer Dehydrierung
Oder warum Wassermangel so gefährlich ist

Wie Sie inzwischen wissen, besteht unser Körper zu etwa 70 Prozent aus Wasser. Während ein Teil davon in Blut und Verdauungssäften zirkuliert, befindet sich der Großteil des Körperwassers in Form der intrazellulären Flüssigkeit im Inneren unserer Zellen. Auch der Raum zwischen den Zellen, der sogenannte extrazelluläre Raum, beinhaltet viel Wasser.

Das Wasser innerhalb und außerhalb der Zellen steht in einem ständigen Austausch miteinander. Durchgehend werden Nährstoffe von außerhalb der Zelle in die Zelle befördert und Abfallstoffe wieder hinaus transportiert. Dieser Austausch wird über den sogenannten osmotischen Druck reguliert, bei dem das Wasser aus dem extrazellulären Raum in die Zellen gepresst wird.

Unsere Zellen können ihre Funktionen nur dann richtig erfüllen, sich teilen, Stoffe produzieren, Schäden reparieren usw., wenn der permanente Austausch zwischen extra- und intrazellulärer Flüssigkeit gewährleistet ist. Sämtliche Vorgänge in unserem Körper hängen von der optimalen Versorgung mit Wasser ab. Ohne Wasser wird unser Blut dickflüssiger und das Gehirn, das Herz und alle anderen Organe leiden und werden stark belastet. Dann muss unser Körper auf ein Notfallprogramm umstellen, um unser Überleben zu sichern.

Wenn wir auf Dauer zu wenig Wasser trinken, hat das verheerende Folgen für unsere Gesundheit!

Die Folgen eines Wassermangels (Dehydration)

1. Bei Wassermangel stellt der Körper auf sogenannte „Wassersparprogramme" um

Da Wasser für sämtliche Stoffwechselvorgänge in unserem Körper benötigt wird, führen selbst kleinste Schwankungen im Wasserhaushalt zu erheblichen körperlichen Reaktionen. Zunächst einmal werden sogenannte Wassersparprogramme aktiviert, um möglichst viel wertvolles Wasser einzusparen und für die lebenswichtigen Prozesse zu rationieren. Dazu wird der Neurotransmitter Histamin aktiviert, der für eine Umverteilung der verfügbaren Gesamtwassermenge sorgt, so dass das Gehirn und lebenswichtige Organe und Bereiche weiterhin versorgt werden können.

Typische Anzeichen für solche Wassersparprogramme sind:
- Kurzatmigkeit
- Verdauungsstörungen
- Bluthochdruck
- Diabetes
- Autoimmunerkrankungen
- Wasseransammlungen und Ödeme

a. Wassermangel und Atemwegsprobleme

Wenn das Wasser im Körper knapp wird, wird Wasser gespart, wo es nur geht. Infolgedessen verengen sich die Bronchiolen in den Lungen. Denn bei jedem Ausatmen wird wertvolles Wasser über die stets feuchten Bronchialäste verdampft, und das gilt es bei einem Wassermangel, so gut es geht, zu verhindern. Dadurch wird aber auch das Atmen erschwert und es kann zu Kurzatmigkeit und Asthma kommen.

b. Wassermangel und Verdauungsstörungen

Im Darm wird viel Wasser benötigt, um die Nährstoffe aus der Nahrung zu lösen und diese dann über die Darmschleimhaut ins Blut zu befördern. Unverdauliche und unbrauchbare Rückstände, die nicht weiter aufgespalten werden können, werden immer weiter verdichtet und zum Enddarm transportiert, um sie schließlich ausscheiden zu können. Damit diese Rückstände besser bis zum Darmausgang gleiten können, dient Wasser hier sozusagen als Gleitmittel.

Wenn jetzt jedoch Wassermangel herrscht, versucht der Körper in Folge seines Wassersparprogramms dieses Wasser, so weit möglich, dem Blutkreislauf wieder zur Verfügung zu stellen und presst aus den auszuscheidenden Rückständen so viel Wasser wie möglich heraus. Dadurch verlangsamt sich die Transportgeschwindigkeit des Stuhls durch die Darmpassage, damit möglichst lange Zeit bleibt, das Wasser zurück zu gewinnen. Verstopfung ist die Folge. Außerdem wird der Stuhl trockener und härter, was die Ausscheidung ebenfalls erschwert.

Weil der Darminhalt dann länger als vorgesehen im Darm bleibt, kommt es zu Gärungs- und Fäulnisprozessen, die als Ursache für die typischen übelriechenden Blähungen gelten. Auf Dauer kommt es zur Rückvergiftung des ganzen Körpers mit gefährlichen Toxinen und die gesamte Darmflora wird in Mitleidenschaft gezogen.

c. Wassermangel und Bluthochdruck
Unser Gehirn reagiert am empfindlichsten auf einen Wassermangel. Daher setzt unser Körper alles daran, dass dieses für uns überlebenswichtige Organ selbst bei Wasserknappheit mit ausreichend Wasser versorgt wird. Wenn wir zu wenig trinken, wird das Wasser aus den Zellen, dem Zellzwischenraum und auch aus den Blutgefäßen entzogen und dem Gehirn zur Verfügung gestellt.

Infolgedessen sinkt das Volumen in unseren Blutgefäßen. Damit unser Körper dennoch mit Blut versorgt werden kann, wird der Neurotransmitter Vasopressin ausgeschüttet, der den Befehl erteilt, die Blutgefäße zu verengen. Dadurch steigt der Blutdruck, was notwendig ist, um die lebenswichtige Blutversorgung aufrecht zu erhalten.

Die Blutgefäße passen sich also dem verringerten Volumen an und verengen sich, damit keine Leerräume entstehen. Diese Verengung ist zwar für diese Situation sinnvoll, führt aber auch zu einem Anstieg des Blutdrucks mit all seinen negativen Auswirkungen auf das Herz-Kreislauf-System.

d. Wassermangel und Diabetes

Wasser ist nicht nur ein Lösungsmittel, das Nährstoffe und Abfallprodukte des Zellstoffwechsels aufnimmt und transportiert, sondern auch wichtig für die Energiegewinnung. Wenn es an den Zellmembranen vorbei fließt, erzeugt der dabei entstehende osmotische Fluss eine hydroelektrische Energie, die zunächst umgewandelt und dann in Form von Adenosintriphosphat (ATP), in einer Art „lebendigen Zellbatteriesystem" gespeichert wird.

Damit unser Gehirn auch bei einem Wassermangel mit ausreichend Energie versorgt werden kann, wird vermehrt Glukose (Traubenzucker) aus Leber und Muskelzellen ins Blut freigesetzt, um den Energiebedarf des Gehirns zu decken. Bei dauerhaftem Wassermangel steigen deshalb auch die Blutzuckerwerte chronisch an, was mit der Zeit zur Insulinresistenz und schließlich zu Diabetes führt.

e. Wasseransammlungen und Ödeme

Normalerweise befindet sich innerhalb unserer Zellen mehr Wasser als außerhalb. Bei Wassermangel kann es zu einem Verlust von mehr als 25 Prozent des intrazellulären Wassergehalts kommen. Als Reaktion darauf verlangsamen die Nieren ihre Arbeit, damit es zur verminderten Wasserausscheidung über den Urin kommt, um weitere Flüssigkeitsverluste zu minimieren.

Damit verbleiben aber auch verstärkt wasserlösliche Säuren und Giftstoffe in unserem Körper, die zum einen die Nieren schädigen und zum anderen zu Wasseransammlungen, sogenannten Ödemen, im Bindegewebe führen können. Das Bindegewebe dient als Speicherplatz für nicht ausscheidbare Toxine und Säuren, da der Körper so die lebenswichtigen Organe vor Säureschäden und Vergiftung schützt. Die Ödembildung im Bindegewebe kommt zustande, weil die meisten der dort gespeicherten Toxine Wasser an sich binden, was zu weiterem Flüssigkeitsverlust führt.

2. Der Schrei nach Wasser

Wenn die Notfallsparmaßnahmen nicht mehr ausreichen, um lebenswichtige Vorgänge garantieren zu können, wird es kritisch. Damit es so weit nicht kommt, versucht der Körper uns auf den Wassermangel aufmerksam zu machen. Da er nicht in Worten mit uns kommunizieren kann, bedient er sich dazu anderer Mittel und Wege.

a. Wenn das Gehirn unter Wassermangel leidet

Wie bereits erwähnt, ist Wasser für unser Gehirn, das zu etwa 85 Prozent aus Wasser besteht, besonders wichtig. Wenn auch das Wassersparprogramm mittels Verengung der Blutgefäße (Bluthochdruck) nicht mehr ausreicht, um genügend Wasser bereit zu stellen, wird es gefährlich.

Anders als viele denken, bezieht das Gehirn seine Energie nicht allein über den Kohlenhydratstoffwechsel durch Glukose, sondern benötigt auch die hydroelektrische Energie, die das Wasser durch den Druck bei der Zellosmose erzeugt. Wenn wir zu wenig Wasser trinken, sinkt dadurch nicht nur die Energie, die unserem Gehirn zur Verfügung steht, sondern auch automatisch der Energielevel für unseren gesamten Körper. Es wird dann schwer bis nahezu unmöglich die körperlichen und psychischen Anforderungen des Alltags zu bewältigen. Negative Emotionen, Depressionen und Leistungseinbußen sind vorprogrammiert.

Wer sich müde, abgespannt, unkonzentriert, energielos, hoffnungslos, deprimiert oder auch wütend, reizbar und leicht aggressiv fühlt, sollte einmal testen, ob sich diese Situation durch das Trinken von zwei bis drei großen Gläsern Wasser verändert. Sehr häufig fühlt man sich bereits wenige Minuten danach deutlich besser, was beweist, dass der Körper sich im Zustand der Dehydrierung befindet. Auch bei Schlaflosigkeit kann Wassertrinken wahre Wunder wirken.

b. Schmerzen – Wenn der Körper nach Wasser schreit

Mit Schmerzen will der Körper uns in keinem Fall quälen, sondern darauf hinweisen, dass ihm etwas fehlt. In den meisten Fällen fehlt dem Körper dann Wasser!

Die unterschiedlichsten Schmerzen wie Rücken-, Kopf- oder Herzschmerzen, Migräne, Gelenk-, Magen- oder Fybromyalgieschmerzen können der verzweifelte Versuch des Körpers sein, uns über den vorliegenden Wassermangel zu informieren. Spätestens jetzt sollten wir ins Handeln kommen, sprich Wasser trinken, wollen wir irreversible Schäden verhindern.

> Die meisten Schmerzsymptome könnten einzig und allein durch die ausreichende Zufuhr von Trinkwasser innerhalb von wenigen Minuten beseitigt werden. Der Einsatz von Schmerzmitteln könnte dadurch erheblich reduziert werden!

Schmerzen infolge von Wassermangel und Dehydrierung lassen sich dadurch erklären, dass der pH-Wert in den Zellen durch den Wassermangel absinkt. Das heißt, die Konzentration ätzender Säurebestandteile erhöht sich. Steigt der relative Säureanteil im Gewebe an, entstehen Säureschäden auf zellulärer Ebene. Ähnlich wie sauer wirkender Vogelkot zu Schäden und Verätzungen an der Lackschicht eines Autos und im Verputz von Gebäuden führt, so richtet auch die hochkonzentrierte Säure im Inneren des Körpers Schäden an unseren Zellen an. Das erklärt, weshalb ein Wassermangel zu den oben genannten Schmerzerscheinungen führen kann.

3. Chronischer Wassermangel und die Folgen für unsere Gesundheit

Tritt ein Wassermangel auf, wird unser Gehirn als wichtigstes Organ bei der Wasserversorgung immer zuerst versorgt. Dadurch ist das Gehirn im Vergleich zum restlichen Körper besser und länger gegen eine Übersäuerung geschützt. Wird jedoch dauerhaft nichts gegen den chronischen Wassermangel unternommen, kann es früher oder später auch hier zu Dehydrierungs- und Übersäuerungsschäden kommen. Wenn die Nervenzellen im Gehirn beschädigt werden, kann das die Voraussetzung für neurologische Erkrankungen wie Alzheimer, Parkinson und Multiple Sklerose legen.

Auch Übergewicht, Gicht, Nierensteine und trockene Augen können durch einen chronischen Wassermangel ausgelöst werden.

Noch einmal im Überblick: Wassermangel kann führen zu

- Atemwegsproblemen
- negativen Emotionen wie Reizbarkeit, Hoffnungslosigkeit, Müdigkeit, Depression
- Konzentrationsproblemen
- Energielosigkeit, Erschöpfung
- Schmerzen aller Art
- Diabetes
- Autoimmunerkrankungen
- Wasseransammlungen und Ödemen
- Verdauungsproblemen
- Bluthochdruck und allen damit in Verbindung stehenden Herz-Kreislauf-Erkrankungen
- neurologischen Erkrankungen wie Alzheimer, Parkinson, Multiple Sklerose
- Übergewicht
- trockenen Augen

- Gicht

- Nierensteinen

Fazit: Wer zu wenig Wasser trinkt, bringt seinen Körper in eine akute Notlage, die viele unangenehme Beschwerden mit sich bringt. Bleibt der Wassermangel chronisch bestehen, drohen ernsthafte Erkrankungen. Da der Körper zwar jeden Tag Wasser ausscheidet, es aber nicht selbst herstellen kann, sollten wir täglich ausreichend trinken!

Wie viel sollten wir trinken?
Wie viel Wasser ist genug?

Wasser ist lebenswichtig. Während wir tage- oder sogar wochenlang ohne feste Nahrung überleben können, kommen wir nur wenige Tage ohne Wasser aus. Schon nach wenigen Stunden ohne zu trinken, entsteht im Körper ein Wassermangel, der, wie wir gerade gesehen haben, weitreichende Auswirkungen haben kann.

Der Mensch ist ein Wasserwesen. Sämtliche Vorgänge im Körper benötigen Wasser. Wasser bringt Nährstoffe an die entsprechenden Stellen und sorgt dafür, dass Abfallstoffe ausgeschieden werden. Wasser hält das Blut flüssig und fließfähig und ist für die Informationsübertragung zwischen Zellen und Organen notwendig. Es ist also kein Wunder, dass wir selbst auf kleinste Schwankungen im Wasserhaushalt empfindlich reagieren.

Jeden Tag verlieren wir etwa 2,5-3 Liter Wasser über die Haut, die Lungen und unsere Ausscheidungen. Da unser Körper nur begrenzt Wasser selbst herstellen kann, ist er auf eine regelmäßige Zufuhr angewiesen. Wir sollten also täglich mindestens so viel Wasser trinken, wie wir verlieren. Doch wie viel ist genug? Wie hoch ist unser Wasserbedarf und wie viel Wasser sollten wir am Tag trinken?

Der Wasserbedarf ist individuell verschieden
Unser Wasserbedarf hängt von verschiedenen Bedingungen ab. Je größer und schwerer jemand ist, desto mehr Wasser benötigt er. Außerdem steigt der Wasserbedarf bei höheren Temperaturen, körperlicher Aktivität und bei Krankheiten.

Auch die Ernährungsweise hat Einfluss auf die benötigte Trinkmenge. Je weniger wasserreiche Lebensmittel wie Obst und Gemüse die tägliche

Ernährung beinhaltet und je mehr trockenere Nahrungsmittel wie z. B. Getreideprodukte oder Nüsse gegessen werden, desto mehr Wasser muss übers Trinken zugeführt werden. Wer viel Rohkost isst, kann also auch mit deutlich weniger Wasser auskommen, als derjenige, der vorwiegend Brot, Fleisch, Käse, Nudeln und ähnliches zu sich nimmt.

Daher können Empfehlungen bezüglich der richtigen Trinkmenge nur allgemein gehalten werden.

Wie viel Wasser sollen wir trinken? Eine grobe Richtlinie
Im Groben kann man von einem täglichen Wasserbedarf von 2,5-3 Litern ausgehen. Da auch Lebensmittel Wasser enthalten, nehmen wir durchschnittlich bereits über die Ernährung 1-1,5 Liter Wasser auf.

Zusätzlich sollten wir also noch ungefähr 1-2,5 Liter Wasser pro Tag trinken. Der iranische Arzt und Wasserexperte Dr. med. Batmanghelidj rät zu 31 ml Wasser pro Kilogramm Körpergewicht, was bei einem Gewicht von 75 kg gute 2,3 Liter macht. Für eine leichtere Rechnung kann man sein Körpergewicht mit 30 multiplizieren und erhält eine grobe Richtlinie über die richtige Trinkmenge.

Da ein Zuviel an aufgenommenen Wasser über die Nieren wieder ausgeschieden wird, braucht man sich im Allgemeinen keine Sorgen vor einem Wasserüberschuss zu machen. Außer man leidet unter Herz- oder Nierenerkrankungen. Dann sollte man seine Trinkwassermenge immer nur in Absprache mit einem Arzt verändern. Hier muss sicher gestellt werden, dass bei einer steigenden Trinkwassermenge auch mehr Urin ausgeschieden werden kann.

Tipp: So erkennen Sie, ob Sie genug oder zu wenig trinken
Farbe und Geruch des Urins können Hinweise darüber geben, ob wir genug oder zu wenig trinken. Bei Wassermangel erhalten die Nieren den Befehl den Urin zu konzentrieren und möglichst viel Wasser zurückzuhalten, um es dem Körper wieder zurückzuführen. Während der

Urin bei einer zu geringen Trinkwassermenge daher eine starke Gelb-
bis Orangefärbung aufweist und einen unangenehmen Geruch hat, sieht
der Urin bei jemandem, der ausreichend Wasser trinkt, heller aus und
ist geruchsneutraler.

**Bitte beachten: Wer Wasser trinkt, braucht auch Salz und gesunde
Fette**

Genau genommen besteht der Mensch nicht zu Zweidrittel aus reinem
Wasser, sondern aus einem Wasser-Salz-Gemisch. Das Zellwasser besteht
zu 0,97 Prozent aus Salz. Nur so bleibt es leitfähig. Ein ausgewogenes
Verhältnis zwischen Wasser und Salz in unserem Körper ist wichtig, damit sämtliche Stoffwechselvorgänge optimal ablaufen können.

Wer viel Wasser trinkt, sollte deshalb auch immer genügend Salz zu
sich nehmen. Ansonsten kann das zugeführte Wasser von den Zellen nicht
richtig aufgenommen und verwertet werden, was sich durch einen verstärkten Harndrang äußert. Dabei werden wichtige Mineralien und Vitamine ausgeschwemmt und es kann zu Mangelerscheinungen kommen. Im
Extremfall kann durch zu viel Wasser paradoxerweise ein Wassermangel
hervorgerufen oder, wenn man in kurzer Zeit sehr viel salzarmes Wasser
trinkt, eine lebensgefährliche Wasservergiftung ausgelöst werden.

Als Faustregel empfiehlt Dr. Batmanghelidj auf 0,5 Liter Wasser 0,6
Gramm Salz aufzunehmen. Das macht auf einen Liter Wasser etwa ein
Viertel Teelöffel Salz. Natürlich ist hier nicht die Rede von Kochsalz,
sondern von einem naturbelassenen Meer- oder Steinsalz, das neben Natrium-Chlorid auch noch viele weitere Stoffe enthält. Aus unserer Sicht
ideal ist Kristallsalz, das aufgrund seiner vielen kristallinen Strukturen besonders gut von unseren Zellen aufgenommen werden kann. Wichtig ist
hierbei, dass auf eine Abtragung mit Sprengstoff, bei der die sensiblen
Strukturen des Salzes zerstört werden, verzichtet und das Salz auf schonende Weise von Hand abgetragen wurde.

Außerdem, so der Biochemiker und Gesundheitsexperte Christian Dittrich-Opitz, kann unser Trinkwasser nur dann in die Zellen hinein gelangen, wenn wir ausreichend rohe gesättigte Fette zu uns nehmen. Diese stecken z. B. in Rohmilchprodukten von grasgefütterten Tieren oder nativem Kokosöl oder Kokosmus. Und auch, wenn die genauen Zusammenhänge noch nicht geklärt sind, so zeigen Erfahrungswerte, dass die Zellen das aufgenommene Wasser besser verwerten können, wenn die Ernährung mehr rohe gesättigte Fette als ungesättigte Fettsäuren liefert. Wie viele rohe gesättigte Fette man genau aufnehmen sollte, ist vermutlich individuell verschieden. Fest steht allerdings, dass gesunde Naturvölker von früher und heute, bei allen Unterschieden in ihrer Ernährung, etwa 40-50 Prozent der täglichen Kalorien in Form von rohen gesättigten Fetten zu sich nahmen bzw. nehmen – und das bei bester Gesundheit und überdurchschnittlicher Langlebigkeit.

Wann sollten wir Wasser trinken? Oder warum wir uns nicht auf unser Durstgefühl verlassen sollten

Wir sollten Wasser trinken, wenn wir Durst haben. Was sich zunächst logisch anhören mag, kann verheerende Folgen haben. Leider ist unser „Durstsignal", also eine trockene Kehle, kein zuverlässiger Indikator für einen Wassermangel. Schon lange bevor der Mund trocken wird, benötigt der Körper Wasser! Durst ist ein Zeichen dafür, dass unser Körper bereits ein Prozent seines Gesamtwassergehalts verloren hat. Bei einem Wasserverlust von 20 Prozent droht der Tod.

Dank der ausgeklügelten Wassersparmaßnahmen, die der Körper bei Wassermangel ausführt, merken wir oft gar nicht, dass wir Wasser brauchen. Vor allem im fortgeschrittenen Alter kann das Durstgefühl sogar völlig aussetzen – und das, obwohl der Körper dringend Wasser benötigt.

Ein länger anhaltender Wassermangel (Dehydrierung) verändert die chemische Zusammensetzung des Körpers und führt zu vielen strukturellen Veränderungen. Deshalb sollten wir uns lieber nicht nur auf unser Durstgefühl verlassen. Inzwischen betrachten viele Experten Durst als ernstzunehmendes Warnsignal für den Beginn einer Dehydrierung des Körpers.

Wer sich auf sein Durstgefühl verlässt, lebt gefährlich

Wenn wir unter natürlichen und optimalen Lebensbedingungen leben würden, könnten wir uns genauso zuverlässig wie wildlebende Tiere auf unsere Sinne verlassen. Wir würden essen, wenn wir hungrig wären und trinken, wenn wir durstig wären. Leider sind unsere ursprünglichen Impulse für Hunger und Durst aufgrund unserer zivilisierten Lebensweise ein wenig verschüttet bzw. eingeschlafen.

Das Leben in einer modernen und technisierten Welt mit all unseren Lebens-, Ernährungs- und Konsumgewohnheiten hat den natürlichen Zugang zu unserer Körperintelligenz eingedämmt. Durst ist normalerweise ein zuverlässiges Signal, das uns signalisiert, dass wir Wasser brauchen. Da die meisten Menschen aus Gewohnheit ihr Leben lang viel zu wenig trinken, hat der Körper die Reizschwelle für unser natürliches Durstempfinden allerdings weit nach hinten verschoben. Jetzt macht sich dieses Signal erst sehr spät bemerkbar. Deshalb ist es fahrlässig bis hin zu gefährlich, wenn wir immer erst dann Wasser trinken, wenn sich Durst bemerkbar macht.

Trinken, wenn wir Durst haben, ist zu spät!
Da Wasser an jedem unserer Stoffwechselvorgänge beteiligt ist und jedes Organ und jede Zelle leidet, wenn wir zu wenig trinken, wechselt der Körper bei Wassermangel zu einem Notfallprogramm.

Unser Gehirn registriert jede kleinste Veränderung in unserem Wasserhaushalt. Bei akutem Wassermangel sorgt es dafür, dass der knappe Wasservorrat rationiert wird und erst einmal die Körperregionen versorgt werden, die im Moment am dringendsten Wasser brauchen. Dabei wird der Botenstoff Histamin ausgeschüttet, der genauso wie Wasser, Energie freisetzt. So kommt es dazu, dass wir den akuten Wassermangel erst einmal gar nicht bemerken. Auch der Mund muss bei einem Wassermangel nicht zwangsläufig trocken werden.

Leidet der Körper unter einem chronischen Wassermangel, gewöhnt er sich sozusagen an das Notfallprogramm. Er lernt seine Energie vor allem durch die Ausschüttung von Histamin zu bekommen und das natürlicherweise vorhandene Durstalarmgefühl lässt immer weiter nach. Daher behaupten viele Menschen im fortgeschrittenen Alter, dass sie einfach keinen Durst mehr hätten und dadurch das Trinken vergessen. Ein Teufelskreis, den wir aber eigenständig hinter uns lassen können!

Die gute Nachricht: So wie der Körper sein natürliches Durstempfinden durch chronischen Wassermangel eindämmen kann, ist er auch in der Lage, dieses Signal zu reaktivieren. Das Einzige, was wir dazu tun müssen, ist regelmäßig Wasser zu trinken!

Wann sollten wir trinken?

Die erste Regel auf die Frage, wann wir Wasser trinken sollten, lautet daher REGELMÄSSIG! Und zwar auch dann, wenn wir keinen Durst empfinden!

Da der Körper Wasser nicht speichern kann, ist es nicht sinnvoll, die täglich benötigte Trinkwassermenge auf einmal zu trinken. Nehmen wir beispielsweise unseren Gesamttagesbedarf an Wasser in einer einzigen großen Portion zu uns, scheidet er den dabei entstehenden Überschuss einfach wieder über die Nieren aus. Im späteren Tagesverlauf wird sich dann trotzdem wieder ein Wassermangel einstellen. Besser ist es die tägliche Trinkmenge von 1-2,5 Litern über den Tag verteilt zu trinken.

Tipp: Lassen Sie sich alle 1,5 Stunden durch Ihr Handy ans Wassertrinken erinnern und trinken Sie dann ein bis zwei große Gläser, so kommt im Laufe des Tages eine ausreichende Menge zusammen und Sie gewöhnen sich wieder daran, Ihren Körper zwischendurch mit Wasser zu versorgen. Auch das Durstempfinden stellt sich dann wieder rechtzeitig ein.

Vor allem morgens nach dem Aufstehen sollten wir auf nüchternen Magen zwei bis drei Gläser Wasser trinken, um die über Nacht verlorene Wassermenge wieder aufzufüllen.

Außerdem ist es sinnvoll, etwa 30 Minuten vor jeder Mahlzeit ein bis zwei Gläser Wasser zu trinken. Wenn wir essen, wird unser Blut mit Nährstoffen überflutet. Steht jetzt nicht ausreichend Wasser zur Verfügung, wird unser Blut dickflüssiger und büßt einen großen Teil seiner Lösungs- und Transportkapazität ein. Das hat zur Folge, dass die Nährstoffe nur unzureichend und erschwert zu ihren Zielorten, den Zellen transportiert werden können.

Damit die Verdauung nicht gestört wird, sollten wir nicht kurz vor, während oder nach dem Essen trinken. Sonst könnte das getrunkene Wasser die Verdauungssäfte im Magen verdünnen und die Verdauung erschweren.

Unsere Nieren arbeiten bis etwa 16 Uhr am Tag auf Hochtouren, weshalb wir bis zum Nachmittag etwa Zweidrittel des täglichen Trinkwasserbedarfs decken sollten. Wer zu spät bzw. zu kurz vor dem Schlafengehen trinkt, riskiert damit ein häufiges nächtliches Wasserlassen, was die Nieren in ihrer nächtlichen Regenerationsphase stört und zugleich einen erholsamen Tiefschlaf verhindert. Generell spricht jedoch nichts dagegen den Körper vor dem Zubettgehen mit einem Glas Wasser zu versorgen, nur zu große Mengen sollte man lieber vermeiden.

Vor und nach körperlich anstrengenden Tätigkeiten, wie zum Beispiel vor und nach dem Sport, sollten wir genügend trinken, um einer Dehydrierung vorzubeugen. Da Wasser maßgeblich für die Energiegewinnung im Körper zuständig ist, lohnt es sich auch, wenn wir ein Leistungstief haben und einen Energieschub brauchen, zwei Gläser Wasser zu trinken. Sie werden staunen, wie viel bekömmlicher und wirksamer Wasser anstelle von Kaffee oder Energydrinks zur Anhebung des Energielevels ist.

Wann sollten wir trinken? Die Regeln im Überblick:

Regel Nr. 1:	Trinken Sie regelmäßig alle 1-2 Stunden – auch, wenn Sie kein Durstgefühl haben!
Regel Nr. 2:	Trinken Sie in jedem Fall immer, wenn Sie Durst haben! Durst ist ein Alarmsignal des Körpers!

Regel Nr. 3:	Trinken Sie direkt nach dem Aufstehen 1-2 große Gläser Wasser!
Regel Nr. 4:	Trinken Sie 30 Minuten vor jeder Mahlzeit ein großes Glas Wasser!
Regel Nr. 5:	Trinken Sie NICHT kurz vor, während oder nach den Mahlzeiten!
Regel Nr. 6:	Trinken Sie Zweidrittel Ihrer Tagestrinkmenge vor 16 Uhr!
Regel Nr. 7:	Trinken Sie vor, während und nach körperlichen Anstrengungen!
Regel Nr. 8:	Trinken Sie vor dem Zubettgehen ein großes Glas Wasser.

Tipp: Füllen Sie sich die Menge, die Sie über den Tag verteilt trinken möchten, am Morgen ab (idealerweise in Glas- und nicht in Plastikflaschen). So erkennen Sie am Ende des Tages leicht, ob Sie Ihr Ziel erreicht haben.

Anzeichen für einen Wassermangel – Folgende Befindlichkeitsstörungen gilt es zu beachten

Laut Beobachtungen des iranischen Arztes Dr. F. Batmanghelidj äußert sich ein Wassermangel unter anderem durch folgende Symptome:

1. Sich müde und schlapp fühlen

Wer sich unmotiviert, antriebslos und müde fühlt, sollte verstärkt Wasser trinken. Denn nur, wenn wir ausreichend Wasser trinken, kann der Körper

Energie aus Nahrung gewinnen. Zudem ist Wasser wichtig, für die elektrische Kommunikation zwischen Nervenbahnen, Muskeln und Gelenken.

2. Erhitztes Gesicht und schwerer Kopf

Menschen mit übermäßig rotem Kopf, wie er z. B. oft bei Menschen mit Bluthochdruck und auch Alkoholikern vorkommt, leiden meistens unter einem akuten Wassermangel. Wenn das Wasser im Gehirn knapp wird, weitet der Körper alle Blutgefäße, die über größere Mengen Wasser verfügen, um einen Teil dieses Wassers zum Gehirn zu transportieren. Da gerade im Gesicht solche Blutgefäße liegen, zeigt sich solch eine Gefäßerweiterung dann oft durch ein gerötetes Gesicht und die Betroffenen klagen über einen heißen Kopf, ähnlich wie es bei Fieber der Fall ist. Auch Kopfschmerzen oder ein Gefühl von Schwere im Kopf kann damit einhergehen.

3. Gefühle von Reizbarkeit, Ängstlichkeit, Hoffnungs- und Mutlosigkeit

Laut Batmanghelidj sprechen auch Gefühle wie Reizbarkeit, Angst und Mutlosigkeit sehr gut auf Wassertrinken an. Er interpretiert diese Gefühle als Hilfeschreie des Gehirns, das sich infolge eines Wassermangels stark bedroht fühlt.

4. Schlaflosigkeit und Konzentrationsstörungen

Vor allem bei älteren Menschen, die nachts nicht schlafen oder sich tagsüber nur schlecht konzentrieren können, liegt der Verdacht auf einen Wassermangel nahe. Betroffene sollten nicht nur mehr Wasser trinken, sondern auch an die entsprechende Salzmenge denken!

Was sollten wir trinken?
Oder wieso nichts über pures Wasser geht

Unser Körper braucht in erster Linie Wasser und keinen Saft, Kaffee, Alkohol, Limonaden, Diätgetränke, Tee oder Milch. Während koffein- und zuckerhaltige Getränke und Alkohol dem Körper sogar tendenziell Wasser entziehen, liefern Alkohol, Limonaden, Säfte und Milchgetränke zudem auch unnötige Kalorien und übersäuern den Körper.

Alle anderen Getränke außer Wasser dürfen daher nicht in die tägliche Trinkmenge mit einkalkuliert werden!

Kein anderes Getränk kann die Nährstoffe aus der Nahrung und die beim Zellstoffwechsel anfallenden Abfallstoffe so gut lösen und transportieren wie pures Wasser. Es gibt weder einen Ersatz noch Alternativen für gesundes Trinkwasser. Alle anderen Getränke sind nicht bzw. nicht ansatzweise so gut geeignet, um den täglichen Wasserbedarf des Körpers zu decken!

Wem pures Wasser zu fade und langweilig schmeckt, kann es zum Beispiel in eine Karaffe füllen und einige Scheiben Orange, Zitrone oder ein paar frische Pfefferminzblätter hinzugeben. Schon nach wenigen Minuten nimmt das Wasser den Geschmack an und schmeckt wunderbar.

Anstelle von kohlensäurehaltigem Wasser, das, wie der Name bereits verrät, den Körper mit zusätzlicher Säure belastet, sollten wir stilles Wasser bevorzugen. Dennoch muss Kohlensäure auch nicht völlig verteufelt werden, da es sich hierbei um eine flüchtige Säure handelt, die ganz einfach über die Lungen abgeatmet werden kann. Der Großteil der täglichen Trinkmenge besteht idealerweise aus stillem Wasser. Wer allerdings weniger trinkt, wenn er stilles Wasser trinken soll, ist jedoch besser damit beraten, genügend kohlensäurehaltiges Wasser zu trinken als zu wenig stilles Wasser.

Es gilt sich immer wieder bewusst zu machen, dass 80 Prozent unserer heutigen Krankheiten, die hauptsächlich als Stoffwechsel- und Zivilisationserkrankungen gelten, allein durch das Trinken von genug Wasser vermieden bzw. behoben werden könnten!!!

Wassertrinken allein reicht nicht aus

Eine gute Wasserversorgung unseres Körpers ist also ein essentieller Bestandteil für unsere Gesundheit und alle körperlichen Vorgänge. Für die Hydrierung unseres Körpers reicht es allerdings nicht aus, einfach nur genug Wasser zu trinken. Damit das Wasser, das wir trinken, auch dorthin gelangt, wo es benötigt wird, nämlich in unsere Zellen, muss es zunächst deren äußeren Schutzhüllen, die sogenannten Zellmembranen, durchdringen und dann im Inneren der Zellen gehalten werden. Das geht nur, wenn bestimmte osmotische Druckverhältnisse vorherrschen und die Zellmembranen intakt sind. Vollwertiges Salz und gesättigte Fette spielen hierbei eine entscheidende Rolle.

Wer Wasser trinkt, braucht Salz

Genau genommen besteht der Mensch nicht zu Zweidrittel aus reinem Wasser, sondern aus einem Wasser-Salz-Gemisch. Das Zellwasser verfügt über einen Salzgehalt von 0,97 Prozent. Nur so bleibt es leitfähig. Ein ausgewogenes Verhältnis zwischen Wasser und Salz in unserem Körper ist wichtig, damit sämtliche Stoffwechselvorgänge optimal ablaufen können.

Wer viel Wasser trinkt, sollte deshalb auch immer genügend Salz zu sich nehmen. Ansonsten kann das zugeführte Wasser von den Zellen nicht richtig aufgenommen und verwertet werden, was sich durch einen verstärkten Harndrang äußert. Dabei werden wichtige Mineralien und Vitamine ausgeschwemmt und es kann zu Mangelerscheinungen kommen. Im Extremfall kann durch zu viel Wasser paradoxerweise ein Wassermangel hervorgerufen oder, wenn man in kurzer Zeit sehr viel salzarmes Wasser trinkt, eine lebensgefährliche Wasservergiftung ausgelöst werden.

Als Faustregel empfiehlt Dr. Batmanghelidj auf 0,5 Liter Wasser 0,6 Gramm Salz aufzunehmen. Das macht auf einen Liter Wasser etwa ein

Viertel Teelöffel Salz. Natürlich ist hier nicht die Rede von Kochsalz, sondern von einem naturbelassenen Meer- oder Steinsalz, das neben Natrium-Chlorid auch noch viele weitere Stoffe enthält. Aus unserer Sicht ideal ist Kristallsalz, das aufgrund seiner vielen kristallinen Strukturen besonders gut von unseren Zellen aufgenommen werden kann. Wichtig ist hierbei, dass auf eine Abtragung mit Sprengstoff, bei der die sensiblen Strukturen des Salzes zerstört werden, verzichtet und das Salz auf schonende Weise von Hand abgetragen wurde.

Gesättigte Fette für die Hydrierung unseres Körpers
Der Biochemiker und Gesundheitsexperte Christian Dittrich-Opitz weist in seinen Publikationen und Vorträgen darauf hin, dass unser Trinkwasser nur dann in die Zellen hinein gelangen und dort gehalten werden kann, wenn unsere Zellmembranen, also die äußeren Schutzhüllen unserer Zellen, intakt sind. Diese sind verantwortlich dafür, welche Stoffe in die Zellen hinein gelangen und welche außerhalb bleiben müssen. Sie bestehen zu einem großen Teil aus gesättigten Fettsäuren und nur, wenn wir mit der Nahrung genügend mittelkettige gesättigte Fette in roher Form zu uns nehmen, können sich die Zellmembranen immer wieder erneuern.

Rohe gesättigte Fette sind vor allem in Rohmilchprodukten von grasgefütterten Tieren (beziehbar über einzelne Landbauern in Deutschland oder über Österreich) oder nativem Kokosöl oder Kokosmus enthalten. Der tägliche Bedarf an rohen gesättigten Fettsäuren ist wahrscheinlich individuell verschieden. Opitz berichtet in seinem Buch „Befreite Ernährung" von Naturvölkern, die täglich bis zu 40-50 % ihrer Gesamtkalorien aus rohen gesättigten Fetten beziehen und sich bester Gesundheit und Leistungsfähigkeit bis ins hohe Alter erfreuen. Um die Voraussetzungen für eine optimale Hydrierung zu schaffen, reichen möglicherweise jedoch schon 1-2 Esslöffel Rohmilchbutter oder natives Kokosöl am Tag aus.

Dehydrierende Faktoren minimieren

Die Versorgung des Körpers mit genügend reinem Trinkwasser, hochwertigem Salz und einem ausreichenden Anteil an mittelkettigen gesättigten Fettsäuren sind die Bedingungen für eine ideale Wasserversorgung unseres Körpers. Gleichzeitig ist es wichtig, alle dehydrierenden Faktoren, die eine verstärkte Wasserausscheidung fördern, zu minimieren oder sogar ganz zu meiden. Dazu zählen die folgenden vier Aspekte:

- Kaffee
- Kochsalz
- zu viel tierisches Eiweiß
- und zu viele ungesättigte Fettsäuren

Während viele vermutlich schon mal gehört oder sogar selbst erlebt haben, dass Kaffee und Kochsalz dem Körper Wasser entziehen, ist der Faktor mit den ungesättigten Fettsäuren relativ unbekannt. Ungesättigte Fettsäuren spielen eine wichtige Rolle für einige Funktionen in unserem Körper. Weil einige Fettsäuren davon essentiell sind, der Körper sie also nicht selbst herstellen kann, wird uns immer empfohlen hochwertige Pflanzenöle mit einem hohen Anteil an ungesättigten Fetten zu uns zu nehmen.

Allerdings ist die Menge, die wir von diesen Fetten benötigen äußerst gering, so dass wir schnell mehr zu uns nehmen als gut für uns wäre. Das führt dazu, dass wir in der heutigen Zeit zu viele ungesättigte Fettsäuren und zu wenig rohe gesättigte Fettsäuren essen. Dabei sollte das Verhältnis so sein, wie es auch in der Muttermilch ist, die enthält 90-94 % gesättigte Fettsäuren und nur einen sehr kleinen Anteil an ungesättigten Fettsäuren.

Praxistipp für eine bessere Hydrierung Ihres Körpers

Trinken Sie entsprechend Ihres Bedarfs etwa 1-3 Liter Wasser am Tag. Verwenden Sie hochwertiges Stein- oder Himalayakristallsalz zum Würzen und meiden Sie Kochsalz. Und integrieren Sie 1-2 Esslöffel rohe gesättigte Fettsäuren in Ihre tägliche Ernährung. Dabei brauchen Sie keine

Angst vor überschüssigen Pfunden zu haben, da rohe gesättigte Fettquellen immer auch die Enzyme enthalten, die sie für eine schnelle Verstoffwechslung benötigen. Deshalb kann der Körper diese Fettsäuren sehr schnell in Energie umwandeln, ohne dass sie auf den Hüten landen. Bei erhitzten gesättigten Fetten ist dies jedoch nicht der Fall, da beim Erhitzen die betreffenden Enzyme zerstört werden.

Der Gesundheitsexperte Christian Dittrich-Opitz hat die Wichtigkeit von rohen gesättigten Fetten schon seit vielen Jahren erkannt und empfiehlt seinen Klienten für eine bessere Wasserversorgung des Körpers einmal für drei Monate auf sämtliche oben genannten Pflanzenöle zu verzichten, dafür nach Herzenslust rohe gesättigte Fettsäuren in Form von Kokosöl, Kokosmus, Rohmilchbutter zu sich zu nehmen.

Den Bedarf an ungesättigten Fettsäuren sollte man in dieser Zeit durch den Verzehr von rohen Oliven, Chiasamen oder Avocados decken. Seiner Erfahrung nach hydriert der Körper in dieser Zeit auf eine Art und Weise, die man vorher nicht kannte und sich rundum gut anfühlt. Wir können das aus eigener Erfahrung bestätigen. Viel Spaß beim Ausprobieren!

Zusammenfassung Teil 1: Wasser das Lebenselixier

➢ Wasser ist lebensnotwendig.

➢ Der menschliche Körper besteht zu 60 bis zu über 80 % aus Wasser (bei Neugeborenen ist der Wasseranteil am höchsten und bildet sich im Laufe des Lebens zurück, leider …). Blut besteht zu 83 %, unser Gehirn zu 85 %, Muskeln zu 75 %, die Augen sogar zu 99 % und Knochen und Zähne immerhin noch zu 20 bzw. 25 % aus Wasser.

➢ Wasser in an JEDEM Stoffwechselvorgang in unserem Körper beteiligt. Blut wäre ohne Wasser nicht flüssig. Nährstoffe könnten nicht zu den Zellen transportiert werden und Stoffwechselabfallprodukte könnten nicht aus dem Körper abtransportiert und ausgeleitet werden.

➢ Wasser ist der wichtigste und entscheidendste Faktor für die Energiegewinnung. Wenn Wasser an den Zellmembranen vorbei fließt, erzeugt der dabei entstehende osmotische Fluss eine hydroelektrische Energie, die zunächst umgewandelt und dann in Form von Adenosintriphosphat (ATP), einem sozusagen lebendigen Zellbatteriesystem, gespeichert wird. Wenn nicht ausreichend Wasser zur Verfügung steht, kann unser Körper nicht genügend Energie produzieren und speichern. In Folge dessen werden wir leicht müde, fühlen uns abgespannt und antriebslos.

➢ Der erwachsene Körper besteht aus circa 80 Billionen Zellen. Dabei stellt jede Zelle eine Welt für sich dar, die eingebettet und umgeben von Wasser ist. Die Zellen sind sozusagen schwimmende Welten oder Inseln, die miteinander kommunizieren. Der gesamte Stoffaustausch in unserem Körper, jede Informationsübermittlung und jede Aktivität unserer Zellen geschieht über das Wasser.

> Wir verlieren täglich zwei bis drei Liter Wasser über die Haut (selbst, wenn wir nicht schwitzen), durch die Atmung und unsere Ausscheidungsorgane. Bei körperlicher Betätigung, Durchfall, Fieber, höheren Außentemperaturen usw. steigt der Wasserverbrauch bzw. -verlust entsprechend an.

> Da der Körper Wasser nicht selbst herstellen kann, ist er auf die Zufuhr von außen durch regelmäßiges Trinken angewiesen.

> Auch Lebensmittel enthalten Wasser und wir nehmen durch die Ernährung bereits durchschnittlich 1-1,5 Liter Wasser pro Tag auf. Darüber hinaus sollten wir täglich zusätzlich noch 1-2,5 Liter reines Trinkwasser trinken.

> Menschen sind Wasserwesen, die auf kleinste Schwankungen im Wasserhaushalt sehr sensibel reagieren.

> Chronischer Wassermangel stellt mitunter die Ursache dar für Übergewicht, trockene Augen, Gicht, Nierensteine, negative Emotionen, Konzentrationsprobleme, Energielosigkeit, Erschöpfung, Schmerzen aller Art, Diabetes, Verdauungsprobleme, Bluthochdruck und alle damit in Verbindung stehenden Herz-Kreislauf-Erkrankungen, Asthma, Kurzatmigkeit, neurologische Erkrankungen wie Alzheimer, Parkinson, Multiple Sklerose

> Wir sollten täglich 31 ml reines Wasser pro Kilogramm Körpergewicht bzw. ungefähr 1-2,5 Liter trinken.

> Morgens nach dem Aufwachen ist Trinken besonders wichtig, um den nächtlichen Wasserverlust zu ersetzen.

> Die restliche Trinkmenge unseres Tagesbedarfs sollten wir regelmäßig über den Tag verteilt zu uns nehmen, den Großteil davon vor 16 Uhr.

- 30 Minuten vor jeder Mahlzeit sollten wir 1-2 Gläser Wasser trinken.

- Besonders vor, während und nach sportlichen oder anderen körperlich anstrengenden Aktivitäten sollten wir genügend Wasser trinken.

- Wasser wirkt erfrischender und leistungssteigernder als Kaffee und kann daher auch immer dann getrunken werden, wenn wir einen kleinen Energieschub benötigen.

- Unser Wasserbedarf kann ausschließlich durch Trinkwasser und nicht durch andere Getränke wie Tee, Milch oder Säfte und schon gar nicht über koffeinhaltige oder zuckerhaltige Getränke gedeckt werden.

- Gelber und stark stechend riechender Urin ist ein Anzeichen dafür, dass wir zu wenig trinken.

- Bei Durchfall, Erbrechen und Fieber ist es absolut notwendig die Trinkwassermenge zu erhöhen!

- Wer unter Herz- oder Nierenproblemen leidet, sollte seine Trinkwassermenge nur unter ärztlicher Aufsicht erhöhen.

- Wassertrinken allein reicht nicht aus. Damit Wasser in unsere Zellen gelangt und dort seine Aufgaben erfüllen kann, brauchen wir auch vollwertiges Salz und rohe gesättigte Fette. Auf 1 Liter Wasser sollten wir etwa 1 g naturbelassenes Salz (ein Viertel Teelöffel) und täglich 1-2 Esslöffel Rohmilchbutter oder Kokosöl zu uns nehmen.

- 80 Prozent unserer heutigen Krankheiten gelten als Stoffwechselkrankheiten und könnten allein durch eine optimale Hydrierung des Körpers vermieden bzw. behoben werden!!!

Teil 2: Welches Wasser ist gesund?

Wasser ist nicht gleich Wasser

Gewöhnlich machen wir uns nur wenig Gedanken um die Qualität unseres Trinkwassers. Bedenkenlos trinken wir, was als Trinkwasser zugelassen ist: Leitungswasser oder in Flaschen abgefülltes Mineralwasser. Sobald wir uns bewusst werden, wie wichtig Wassertrinken für unsere Gesundheit und unser Wohlbefinden ist, achten wir in der Regel zuerst darauf, die tägliche Trinkmenge zu erhöhen. Das ist ein erster und wichtiger Schritt in die richtige Richtung. Allerdings sollten wir auch den Aspekt der Wasserqualität nicht außer acht lassen. Denn: **Wasser ist nicht gleich Wasser!**

Auch, wenn es den Anschein hat, dass Wasser ja gleich Wasser ist, können sich die verschiedenen Angebote für Trinkwasser enorm in ihrer Qualität unterscheiden. Die Qualität des Wassers ist dabei jedoch der ausschlaggebende Punkt, ob unser Trinkwasser seine verjüngende und reinigende Wirkung überhaupt entfalten kann oder im Gegenteil sogar Schaden anrichtet!

Sehen wir uns die zwei Hauptaufgaben an, die Wasser in unserem Organismus erbringen soll:

- Wasser soll die Nährstoffe aus der Nahrung lösen und sie an die entsprechenden Zielorte, die Zellen, transportieren.

- Außerdem soll es unseren Körper von Abfallprodukten befreien und Stoffwechselrückstände aus den Zellen und dem Bindegewebe aufnehmen und diese zu den Ausscheidungsorganen befördern.

Da ist es nur logisch, dass dem Reinheitsgrad und der Zellverfügbarkeit des Wassers eine entscheidende Rolle zukommt. Je mehr Substanzen schon vorab in unserem Trinkwasser enthalten sind, desto begrenzter ist seine Lösungs- und Transportkapazität und umso geringer ist auch seine Reinigungskraft.

Je weniger Stoffe unser Trinkwasser beinhaltet, desto mehr Nährstoffe kann es aus der Nahrung lösen und ins Innere der Zellen transportieren und von dort umso mehr Stoffwechselrückstände zu den Ausscheidungsorganen befördern! Und je besser das Wasser von unseren Zellen aufgenommen werden kann (Zellverfügbarkeit), umso effizienter kann es die Bring- und Nimmfunktion von Nähr- bzw. Abfallstoffen erfüllen.

> Wie schon Prof. Huchard sagte: „Wasser wirkt nicht durch das, was es bringt, sondern durch das, was es nimmt.“

Leider trinken die meisten Menschen in der heutigen Zeit hauptsächlich Wasser, das enorm belastet ist und viele schädliche Substanzen enthält. Umweltgifte, Dünger- und Pestizidrückstände aus der Landwirtschaft, gefährliche Chemikalien aus der Industrie wie auch Medikamentenrückstände aus der Kanalisation gelangen in unser Grundwasser. Hinzu kommen noch gelöste Lack- und Metallverbindungen aus städtischen Wasserleitungsrohrsystemen, die auf dem Weg von den Wasserwerken zu unseren Haushalten mit der Zeit ins Wasser übergehen. All das und vieles mehr trinken wir heute mit jedem Schluck Wasser mit.

Das führt einerseits zu einer täglichen und permanenten Belastung des Körpers mit zusätzlichen Schadstoffen, andererseits können bereits im Körper vorhandene Giftstoffe nicht mehr genügend ausgeschieden werden. Das gilt nicht nur für Trinkwasser aus der Wasserleitung, sondern auch für die meisten Tafel- und Mineralwässer aus dem Handel.

Erschwerend kommt hinzu, dass die meisten Wässer, nicht mehr über ihre natürliche Struktur verfügen, weshalb die enthaltenen Mineralien leider nicht zellverfügbar sind. In unstrukturiertem und damit „totem“, weil nicht zellgängigem Wasser liegen die Mineralstoffe in einer Form vor, die unser Körper nicht verwerten kann. Damit trinken wir uns mit jedem Schluck unbrauchbaren Ballast an, der zu anorganischen Ablagerungen in unseren Organen und Geweben führt.

Die Folgen sind verheerend:

- Ablagerungen im Bindegewebe (Bierbauch, Cellulite)

- Ablagerungen in den Gelenken (Arthrose, Rheuma, Gicht)

- Ablagerungen in den Adern (Arteriosklerose = „Arterienverkalkung", Herzinfarkt, Schlaganfall, Bluthochdruck)

- Ablagerungen im Gehirn (Verkalkung von Hirnarealen, Demenzerkrankungen, Konzentrationsschwierigkeiten)

- Steinbildungen in den Nieren und der Harnblase, der Gallenblase und Leber

- vorzeitiges Altern, da das Zellwasser sich nicht mehr erneuern kann, inklusive Energieverlust und Stimmungseinbußen

Diesen gesamten Prozess, den man wortwörtlich als eine „Verkalkung" und Verschlackung unseres gesamten Körper bezeichnen kann, können Sie sich so vorstellen, wie wenn Sie flüssigen Gips oder Beton trinken würden, der dann an entsprechenden Stellen erhärtet und dort eine feste, steinähnliche Konsistenz annimmt!

Wir sollten daher entscheidend darauf achten **reines und zugleich strukturiertes Wasser** zu uns zu nehmen, das seine Gesundheit und Energie spendende und belebende Wirkung voll entfalten kann.

Denn reines, strukturiertes Wasser:

- löst die Nährstoffe aus unserer Nahrung und befördert sie zu den Stellen, wo sie benötigt werden

- nimmt Abfall-/Giftstoffe auf und leitet sie zu unseren Ausscheidungsorganen

- unterstützt die Gewichtsabnahme

- ist Grundvoraussetzung für Gesundheit

- dient uns als Jungbrunnen

Reinheit und Struktur (Geometrie) als die beiden ausschlaggebenden Faktoren für unsere Wasserqualität

Wenn heutzutage über die Wasserqualität gesprochen wird, meint man damit in der Regel die chemische Beschaffenheit des Wassers. Gemäß der Trinkwasserverordnung wird das Wasser auf seine stofflichen Bestandteile hin untersucht. Stimmen pH-Wert und Härtegrad und halten sich Schadstoffe und mikrobielle Belastungen in einem bestimmten Rahmen, wird die Wasserqualität als gut und damit trinkbar eingestuft.

Die Qualität des Wassers wird dementsprechend allein nach chemischen Gesichtspunkten beurteilt und der biophysikalische Zustand wird völlig außer acht gelassen. Damit Trinkwasser in unserem Körper alle wichtigen Aufgaben erfüllen kann, muss jedoch nicht nur die chemische Reinheit stimmen, sondern auch die biophysikalische Struktur der Wassermoleküle im Verbund!

Ein vollkommen von Schadstoffen gereinigtes Trinkwasser ragt nicht einmal im entferntesten an die gesundheitlichen und energetisierenden Wirkungen frischen Quellwassers heran. Inzwischen ist bekannt, da mehrfach wissenschaftlich belegt, dass der energetische Zustand des Wassers vor allem von der Anordnung der Wassermoleküle abhängt, der sogenannten Clusterstruktur.

Aus ganzheitlicher Perspektive betrachtet kommt es für die Qualität von Trinkwasser also auf die beiden folgenden Aspekte an:

1. chemische Reinheit

2. biophysikalische Eigenschaften

Bei der chemischen Qualität geht es um den Aspekt der chemischen Reinheit, also welche Inhaltsstoffe sich in welcher Konzentration im Wasser befinden. Die biophysikalischen Eigenschaften beziehen sich auf die räumlich-physikalische Struktur und Geometrie der einzelnen Wassermoleküle.

Für die Bekömmlichkeit und die gesundheitlichen Vorzüge eines Wassers spielt es eine entscheidende Rolle, in welcher strukturellen Anordnung die einzelnen Wassermoleküle miteinander verbunden sind. Man spricht hier auch von der „Lebendigkeit" des Wassers und meint damit die Fähigkeit des Wassers mit seiner Umgebung in Resonanz zu treten.

1. Chemische Qualität von Wasser

„Wasser wirkt nicht durch das, was es mitbringt,
sondern durch das, was es aus unserem Körper nimmt!"

Dieses Zitat des Kardiologen und Neurologen Prof. Dr. Henri Huchard bringt die Aufgaben unseres Trinkwassers auf den Punkt. In erster Linie hat unser Trinkwasser nämlich die Aufgabe Nährstoffe aus der Nahrung in die Zellen zu bringen und die dort anfallenden Abfall- und Giftstoffe aufzunehmen und zu den Ausscheidungsorganen zu befördern. Das kann jedoch nur chemisch reines Wasser, das möglichst frei und unbelastet von Schadstoffen und Mineralien ist.

Um die Anzahl an Fremdstoffen in einem Wasser zu messen, hat Professor Dr. Louis Claude Vincent von der Universität Paris ein Verfahren entwickelt, das die elektrische Leitfähigkeit von Wasser misst. Je mehr Teilchen im Wasser gelöst sind, desto besser ist seine elektrische Leitfähigkeit. Die Größe bzw. der Messwert der elektrischen Leitfähigkeit des Wassers wird dabei in Mikrosiemens (µS abgekürzt) angegeben, der auch in die Einheit ppm umgewandelt werden kann, wobei ppm für parts per million steht und die Teilchenmenge von Fremdstoffen im Wasser pro einer Million Wassermoleküle beschreibt. Ein Wert von 10 ppm bedeutet zum Beispiel, dass sich 10 Moleküle Fremdstoffe auf 1 Million Wassermoleküle in einem Wasser befinden. Viele Messgeräte geben die Leitfähigkeit in ppm an. Dabei ist der ppm-Wert für Trinkwasser in etwa halb so hoch wie der Mikrosiemens-Wert, das heißt 10 ppm entsprechen etwa 20 µS.

Professor Dr. Vincent, der im Auftrag der französischen Regierung in den Jahren 1950 bis 1974 die Zusammenhänge zwischen Wasserqualität und Sterberate erforschte, fand heraus, dass Menschen, die mineralarmes Wasser zu sich nahmen, gesünder waren und länger lebten als diejenigen, die mineralhaltiges Trinkwasser tranken. Er postulierte als erster die These, dass nur weiches, mineralstoffarmes Trinkwasser zum Erhalt und der Wiederherstellung der Gesundheit geeignet ist.

Seinen Forschungsergebnissen zufolge sind Wässer mit einer elektrischen Leitfähigkeit von bis zu 140 µS ideal für die menschliche Gesundheit. Das Wasser ist dann „weich" und hat eine optimale entschlackende und reinigende Wirkung auf unseren Körper.

Mit steigender Anzahl an Fremdstoffen verliert unser Trinkwasser immer mehr an Reinigungskraft und wirkt im Gegensatz dazu sogar belastend. Ein solch „hartes" Wassers befördert dann mehr Fremdstoffe in den Körper, als es dort aufnehmen und abtransportieren kann. Infolgedessen werden dann die mit dem Wasser in den Körper transportierten Stoffe als sogenannte „Schlacken" eingelagert, was auf Dauer viele belastende und gesundheitsschädliche Auswirkungen haben kann.

Für ein gesundes und biologisch reines Wasser gelten laut Dr. Vincent folgende Richtlinien:

- reines in der Natur vorkommendes Quellwasser hat einen leicht sauren pH-Wert von 6,5 bis 6,8

- einen Redoxwert von 24-28

- und eine Leitfähigkeit 15 bis 165 µS bzw. einen Widerstand

a. pH-Wert

Mittels einer pH-Wert-Messung kann man ermitteln, ob eine Lösung sauer, neutral oder basisch ist, je nachdem, wie hoch ihr Gehalt an Wasserstoff-Ionen ist. Die pH-Skala reicht von den Werten 1 bis 14, wobei Werte von 1-7 als sauer eingestuft werden und Werte von 7-14 als basisch (hoher Mineralgehalt) gelten. Der Wert 7 zeigt an, dass eine Lösung pH-neutral ist.

Da die meisten Mineralstoffe basisch wirken, muss ein reines, mineralstoffarmes Wasser im leicht sauren Bereich liegen. Eine pH-Messung wird in der Regel mithilfe von pH-Teststreifen, die in Apotheken erhältlich sind, ausgeführt. Allerdings funktioniert eine solche Messung nicht bei sehr mineralarmen Wasser, wie es zum Beispiel durch die Aufbereitung mit einer Umkehr-Osmose-Anlage entsteht. Um bei einem solchen Wasser den pH-Wert zu bestimmen wird ein pH-Messgerät mit einer hochwertigen Elektrode benötigt, das jedoch relativ teuer ist.

Bitte beachten: Es gibt jedoch auch Befürworter von basischem Aktivwasser. Dieses Wasser zeichnet sich durch seinen hohen pH-Wert aus. Es soll angeblich dabei helfen den Säure-Basen-Haushalt auszugleichen und bei einer Vielzahl von Leiden Linderung verschaffen. Insbesondere in Japan und Korea ist basisches Aktivwasser sehr beliebt. In der Regel wird solches Wasser mithilfe eines Ionisators hergestellt und nur in seltenen Fällen aus natürlichen basischen Quellen wie z. B. in Grönland gewonnen.

Bei der Ionisation wird das Wasser an Elektroden vorbeigeleitet, wodurch das Wasser in einen basischen Teil mit einem Überschuss an Elektronen und einen sauren Teil mit einem Mangel an Elektronen „getrennt" wird. Die Erfolgsberichte mit basischem Wasser sind zahlreich. Dennoch würden wir von einem langfristigen Gebrauch eher abraten, da basisches Trinkwasser in der Natur äußerst selten vorkommt und wenn, sicherlich nur für den vorübergehenden, kurmäßigen Gebrauch gedacht ist. Ein abschließendes Fazit zu basischem Aktivwasser wollen und können wir jedoch nicht geben, weil wir es selbst bisher noch nicht ausprobiert haben.

b. Redox-Wert

Der Redox-Wert zeigt an, wie viele Elektronen in einer Flüssigkeit vorhanden sind und wie aktiv diese sind. Eine sehr geringe Anzahl an Elektronen deutet darauf hin, dass das Wasser durch eine Ozonbehandlung oder durch die Zugabe von Chlor sterilisiert worden ist. Das bedeutet, dass ein solches Wasser nur wenig freie Elektronen abgeben kann, um gesundheitsschädliche freie Radikale zu binden, die uns nicht nur krank machen, sondern auch schneller altern lassen. Das Redoxpotential wird entweder als rH-Wert oder als Spannung Eh in Millivolt (mV) angegeben. Gesundes Wasser sollte einen Redoxwert von 24-28 haben, was einer Spannung von 304-419 mV entspricht.

Aufgepasst: Viele Anbieter von Trinkwasseraufbereitung empfehlen den Einsatz sogenannter Ionisatoren. Dabei werden die sauer wirkenden H^+-Ionen von den basisch wirkenden Sauerstoffmolekülen getrennt. Dadurch wird das Elektronenpotenzial des Trinkwassers erhöht. Das Wasser soll dann freie Radikale besser unschädlich machen können und dadurch eine heilsame und verjüngende Wirkung auf unseren Körper haben.

Wir selbst haben bisher weder solche Gerätschaften getestet noch ionisiertes Wasser ausprobiert und können daher nicht mit eigenen Erfahrungen aufwarten. Rein logisch betrachtet, leuchtet uns diese Vorgehensweise ein, entspricht aber nicht unserem Grundsatz nach einem naturnahen Wasser. Da Quellwasser in freier Natur nur ein begrenztes Elektronenpotenzial besitzt.

c. Leitfähigkeit

Mit einem speziellen Messgerät lässt sich die elektrische Leitfähigkeit von Flüssigkeiten ermitteln. Je mehr Salze enthalten sind, desto höher sind die angezeigten Werte. Da das Trinkwasser für unsere Ansprüche möglichst frei von Salzen sein sollte, sollten Werte von 165 µS nicht überschritten werden und idealerweise noch weit darunter liegen. Da die Leitfähigkeit mit dem Widerstand einer Flüssigkeit in Wechselwirkung steht, kann statt der Leitfähigkeit auch der Widerstand gemessen werden. Dieser ist umso größer, je mineralstoff- und salzärmer das Wasser ist und liegt im Idealfall zwischen 6.000 bis 70.000 Ohm.

Wasser mit diesen Idealwerten hat folgende Fähigkeiten:

- es ist frei von Schadstoffen und radioaktiver Strahlenbelastung

- es schwemmt Gift- und Abfallstoffe aus dem Körper

- es ist in der Lage Nährstoffe aus der Nahrung zu lösen, aufzunehmen und ins Innere der Zellen zu befördern

- es wirkt belebend und energetisierend, heilend und verjüngend auf unseren gesamten Organismus

Gut zu wissen: So können Sie die chemische Reinheit Ihres Trinkwassers selbst überprüfen!

Mit Hilfe spezieller Geräte kann jeder die Qualität seines Trinkwassers ganz einfach überprüfen. Das gilt zumindest für die chemische Reinheit.

- Das Redoxpotenzial des Wassers lässt sich mittels eines Redox-

Messgeräts ermitteln, das Sie ab circa 50 Euro kaufen können. Hiermit können Sie den Gehalt an freien Elektronen ermitteln.

- Mit einem sogenannten TDS-Messgerät, das Sie für 20-40 Euro erwerben können, messen Sie die Gesamtmenge der leitfähigen gelösten Feststoffe in Ihrer Wasserprobe. TDS steht dabei für „total dissolved solids" und bedeutet übersetzt „Gesamtmenge der gelösten Feststoffe". Nichtlösliche Stoffe und Mikroorganismen werden dabei jedoch nicht beachtet, weil sie im Regelfall elektrisch neutral sind.

- Mittlerweile können Sie sogar selbst testen, ob Ihr Trinkwasser von Bakterien, Viren oder Algen befallen ist. Dazu brauchen Sie z. B. den Wasser-Selbst-Test PiA® - der Petrischale mit integriertem Ausstrichsystem.

- Den pH-Wert eines mineralarmen Wassers, wie Osmosewasser, kann nur mithilfe eines recht teuren pH-Messgeräts mit einer sensiblen Elektrode überprüft werden. PH-Teststreifen funktionieren hier nicht.

Chemische Reinheit ist nicht alles

Die Qualität des Trinkwasser hängt jedoch nicht nur von seiner chemischen Reinheit ab. Auch die biophysikalischen Eigenschaften müssen stimmen, damit unser Trinkwasser alle wichtigen Aufgaben in unserem Körper erfüllen kann. Chemisch reines Wasser ist zwar frei von Schadstoffen, deshalb aber noch lange nicht geeignet, um unseren Körper mit Energie zu versorgen.

Nur, wenn auch die molekulare Struktur des Wassers stimmt (biophysikalische Eigenschaft), kann Trinkwasser uns Gesundheit und Lebenskraft spenden.

2. Biophysikalische Qualität von Wasser

Während es in der Chemie um das Messen und Analysieren von materiellen Stoffen geht, geht es in der Biophysik um geometrische Strukturen. Die Geometrie der Moleküle entscheidet darüber, ob Wasser „lebendig" oder „tot" ist. Was es damit auf sich hat, wollen wir an folgendem Beispiel verdeutlichen:

Der Körper eines Menschen hat unmittelbar nach seinem Tod noch genau die gleichen chemischen Eigenschaften wie eine Minute vor seinem Tod. Dennoch fehlt dem toten Körper etwas Entscheidendes: das Leben. Stofflich betrachtet können wir zwischen dem lebenden und dem toten Körper keine Unterschiede feststellen. Biophysikalisch gesehen sind die Unterschiede gewaltig. Der Bereich der Biophysik beschäftigt sich mit der Lebendigkeit und dem Leben.

Doch was ist Leben?

Leben ist Energie und Energie ist Information und Information ist nichts anderes als elektromagnetische Schwingungswellen in einer gewissen Anordnung. Die Schwingungswellen müssen in einer bestimmten Formation, einer gewissen Ordnung, angeordnet sein, damit Leben enthalten ist. Sie müssen In-Formation des Lebens sein!

Um lebendiger, gesünder und vitaler zu werden, brauchen wir also Energie, sprich Information und zwar nicht irgendeine Information, sondern Information, die mit uns, unserem Körper in Resonanz treten kann.

Was versteht man unter Resonanz?

Resonanz bedeutet, dass sich zwei gleiche elektromagnetische Schwingungsmuster überlagern, die zwar von unterschiedlichem Ursprung, aber von gleicher Wellenlänge sind. Die geometrische Anordnung, die Information der Wellenlängen, ist sozusagen deckungsgleich. Dadurch ist es möglich, dass beide Schwingungsmuster zu einer Einheit verschmelzen. Der Biophysiker Peter Ferreira bezeichnet das Verschmelzen von Molekülen auch als „Molekül-Hochzeit".

Und ähnlich wie bei der Verschmelzung von Mann und Frau Lebensenergie freigesetzt wird, die zur Zeugung eines Kindes und zur Entstehung neuen Lebens führt, verhält es sich auch mit Molekülen. Wenn Moleküle gleicher Wellenlänge miteinander in Resonanz treten, addiert sich ihre Energie nicht nur und erhält Leben, sondern sie potenziert sich und kann damit neues Leben oder anders ausgedrückt neue Energie schaffen.

Echte Lebensmittel und gesundes Trinkwasser sorgen in unserem Körper zur Schaffung und Entstehung neuer Lebensenergie. Wenn sie in Resonanz mit unseren Zellen und unserem Körperwasser treten, führt dies zu einer Potenzierung an Energie, Lebenskraft und Vitalität.

Wasser als Energie- und Lebensspender

Um eine möglichst große Resonanz mit unserem Körperwasser und unseren Zellen zu gewährleisten, sollten die biophysikalischen Eigenschaften von Körper- und Trinkwasser möglichst ähnlich sein. Wasser besteht aus Wassermolekülen, die aus zwei Teilen Wasser- und einem Teil Sauerstoff (H_2O) zusammengesetzt sind. Da Wasser- und Sauerstoff unterschiedlich geladen sind, bilden sie einen sogenannten Dipol, der an einem Ende positiv und am anderen Ende negativ geladen ist. Dadurch ziehen sie andere Wassermoleküle, aber auch andere Stoffe an, eine Eigenschaft, der wir das Leben verdanken.

Aufgrund dieser entgegensetzten Ladung ist Wasser in der Lage zusammen mit anderen Wassermolekülen Verbindungen einzugehen, man spricht auch von Wasserstoffbrücken oder Clustern, was so viel wie „Haufen" bedeutet. Dabei kann Wasser Cluster in Form der fünf platonischen Körper bilden, die auch die Grundlage für den Aufbau jeglicher Materie ausmachen. In der Mathematik werden diese Formen gemäß Pythagoras als „Heilige Geometrie" betrachtet. Weil diese Formen auch in Kristallen beobachtet werden und im Wasser sehr stabil vorliegen, obwohl es flüssig ist, bezeichnet man strukturiertes Wasser auch als flüssigen Kristall.

Wissenschaftler gehen davon aus, dass diese Cluster wie eine Art Gedächtnis fungieren und wie ein Magnetband beschrieben werden können. Ähnlich wie unser Nervensystem reagieren auch die Cluster des Wassers auf unterschiedliche Umwelteinflüsse, wodurch die Form der Wassermolekülverbindungen beeinflusst wird. Diese Wasserstoffbrücken unterscheiden sich in Form und Länge. Je nach ihrer Struktur speichern sie bestimmte elektromagnetische Schwingungsmuster. Das ist keinesfalls Humbug oder Esoterik, sondern wissenschaftlich belegt durch die Studien des Forschers C.W. Smith an der Selford Universitiy, die er im Jahre 1994 veröffentlichte.

Diese Cluster senden fortwährend Energiesignale aus. Als elektrischer Leiter nimmt Wasser solche elektromagnetischen Schwingungen auf und speichert sie. Wasser wird also damit in-form-iert, sprich in Form gebracht. Bereits aus der Chemie ist bekannt, dass der gleiche Stoff seine Eigenschaften ändert, sobald sich seine Molekularstruktur ändert. Ein Beispiel dafür ist Kohlenstoff, der je nach seiner Molekularstruktur sowohl als Kohle als auch als Diamant in Erscheinung treten kann. Da der menschliche Körper aus etwa 70 % Wasser besteht, ist es logisch, dass die Clusterstruktur des Wassers und die darin gespeicherten Informationen auch unser Körperwasser beeinflussen. Der Biophysiker Karl Trichner drückt es in seinem Buch „Wasser – Grundsubstanz des Lebens und Denkens" folgendermaßen aus: „Das Geheimnis des Lebens liegt im Wasser, im Ordnung bewahrenden Wasser".

Die hexagonale Struktur, bei der sich jeweils sechs Wassermoleküle zu einem geometrisch perfekten Sechseck („Hexagon") zusammenschließen, scheint hier eine besondere Rolle einzunehmen. So verfügen Eiskristalle, artesisches Quell- und Gletscherwasser über einen hohen Anteil hexagonal strukturierter Wassermoleküle. Gleichzeitig ist bekannt, dass wir umso gesünder sind, je mehr solcher Strukturen unser Körperwasser aufweist. Zum Zeitpunkt der Geburt ist der Anteil strukturierten Körperwassers übrigens am höchsten. Interessant ist auch, dass dieses hexagonale

Muster zum Beispiel in der Astrophysik eine wichtige Rolle spielt, indem solche Strukturen einen Dimensionswechsel des Zeit-Raum-Kontinuums anzeigen. Orientalische Frühkulturen verwendeten Muster dieser Art, auf Bildern und Teppichen abgebildet, als Einstieg in eine Trance um außerkörperliche Reisen zu machen. Gleichzeitig verfügen auch unsere Traumhormone, also die Botenstoffe, die uns die Fähigkeit zum Träumen verleihen und uns damit in eine andere Welt eintauchen lassen, über eine hexagonale Struktur. Es scheint also so, dass hexagonal strukturiertes Wasser nicht nur Einfluss auf unsere Gesundheit und Lebensenergie nehmen kann, sondern auch unser Bewusstsein beeinflussen kann.

Die Wissenschaft verwendet bestimmte Methoden, mit denen man die molekulare Struktur und die geometrische Anordnung der Wassermoleküle feststellen und teilweise auch sichtbar machen kann. Als besonders effektiv erwiesen haben sich die Kohärenzspektroskopie nach Dr. Medinger, die UV-Spektroskopie nach Dr. Ludwig, die Elektroluminiszens nach Dr. Popp oder bildgebende Verfahren wie die Kristallfotografie nach Masaru Emoto und die Dunkelfeldmikroskopie nach Prof. Kröplin.

Bei solchen Untersuchungen stellte sich heraus, dass die Ordnung des Wassers durch negative Einflüsse wie künstlich erzeugte elektromagnetische Felder, schlechte Gedanken oder disharmonische Musik zerstört wird, wohingegen durch harmonische Klänge, Gefühle oder Gedanken Ordnung erzeugt wird.

Bitte beachten: In der klassischen Wissenschaft gilt das Postulat der Objektivität. Das heißt, dass erzielte Ergebnisse unabhängig vom Beobachter beliebig oft reproduzierbar sein müssen. Das ist bei der Sichtbarmachung der Innenwelt des Wassers jedoch nicht der Fall, da die Ergebnisse hier immer auch vom emotionalen und mentalen Zustand des Beobachters beeinflusst werden. Daher sind die erwähnten Ergebnisse bezüglich der Struktur von Wasser immer noch umstritten.

Gesundheit ist abhängig von der richtigen Struktur und Ordnung

Wissenschaftler konnten einen direkten Zusammenhang zwischen der molekularen Struktur unseres Körperwassers und unserem Gesundheitszustand erkennen. Dabei ist die erwähnte hexagonale Struktur der Wassermoleküle der Schlüssel zu Gesundheit, Vitalität und Langlebigkeit.

Der bekannte Biophotonen-Forscher Prof. Dr. Popp geht sogar davon aus, dass unsere Zellen die Informationen, die in der DNA gespeichert sind, nur in einem hexagonal strukturierten Zellwasser weitergeben können. Der Zellforscher Dr. Alexis Carrel äußerte: „Je höher der Ordnungsgrad im Zellwasser, desto besser ist die Zelle in der Lage, ihre Stoffwechselreste zu beseitigen." Der Grund dafür könnte darin liegen, dass auch unsere DNA auf Wasserstoffbrücken aufgebaut sein könnte, wie der Wissenschaftler und Raumfahrtingenieur Gregg Braden in einem seiner Bücher vermutet. Denn dann ist nur logisch, dass die DNA auf Schwingungen wie Gedanken, Gefühle oder Klang reagiert. Diese These eröffnet ein ganz neues Potenzial an Möglichkeiten. Denn das hieße auch, dass wir unseren Erbinformationen nicht hilflos ausgeliefert sind, sondern sie sich durch positive Einflüsse, in unserem Sinne verändern lassen, was auch die Forschungsergebnisse der Epigenetik bestätigen.

Die Trinkwasserqualität hängt von der Struktur und Ordnung der Wassermoleküle ab

„Je mehr und je größer der strukturierte, d. h. energetisierte Anteil im Wasser ist, umso besser ist seine Qualität für unseren Körper."
Dr. Wolfgang Ludwig

Um eine möglichst große Resonanz mit unserem Körperwasser und unseren Zellen zu gewährleisten, sollten die biophysikalischen Eigenschaften von Körper- und Trinkwasser möglichst ähnlich sein. Nur, wenn unser Trinkwasser hexagonal strukturiert ist, kann es optimal von den Zellen aufgenommen werden. Hexagonal strukturiertes Wasser ist kraftvoller und kann seine Aufgabe als Lösungs- und Transportmittel sowohl von Nährstoffen als auch von Abfallprodukten und Toxinen optimal erfüllen. Auf dem Weg zur Zelle befördert es in seinem Inneren ein Nährstoffmolekül, gibt dieses ins Zellinnere ab und nimmt dort ein „Abfallmolekül“, ein Zellstoffwechselabbauprodukt oder ein Toxin, auf, um dieses zu den Ausscheidungsorganen zu transportieren.

Fazit: Gutes Trinkwasser zeichnet sich dadurch aus, dass es chemisch betrachtet rein und unbelastet ist und aus biophysikalischer Sicht möglichst geordnet und strukturiert ist, indem es eine hexagonale Molekülstruktur aufweist.

Was sagt die Natur?
Welches Trinkwasser ist natürlich?

Das von Natur aus für den Menschen vorgesehene Wasser ist artesisches Quellwasser und geschmolzenes Gletscherwasser. Regenwasser und Wasser aus stehenden Gewässern wurde nur zur Not getrunken, denn in stehenden Gewässern können sich Keime sehr schnell ansiedeln. Brunnen haben die Menschen erst viel später in ihrer Entwicklungsgeschichte gegraben.

Artesisches Wasser zeichnet sich dadurch aus, dass es in einem natürlichen Kreislauf „gereift" ist: Der Kreislauf beginnt, indem das Wasser in Form von Regenwasser vom Himmel fällt, dann in den Boden sickert und dort auf eine weite Reise geht, bis es dann sehr viel später (oft Jahrhunderte später) an einer ganz anderen Stelle von alleine in Form einer Quelle wieder aus der Erde austritt.

Dabei durchläuft Wasser die unterschiedlichsten Prozesse, wie Reinigung, Strukturierung, Energetisierung und die Aufnahme von Mineralien. Es reift sozusagen in seiner Entwicklung und dieser Reifungsprozess braucht seine Zeit. Wasser, das, wie es heute üblich ist, vorzeitig mit Pumpen aus der Tiefe der Erde befördert wird, hat diesen Prozess noch nicht vollendet und kann daher nicht die gleiche belebende, regenerierende und heilende Wirkung auf den Körper haben, die artesisches Quellwasser nachweislich hat.

Der Reifungs- und Strukturierungsprozess
Wasser aus Seen, Bächen und dem Meer verdunstet durch die Wärme der Sonne und steigt als chemisch reiner Dampf in den Himmel auf. Als Regenwasser gelangt es dann wieder auf die Erde, wo es in diese einsickert und immer weiter absteigt. Am tiefstmöglichen Punkt angekommen, sammelt es sich und mit der Zeit entsteht ein sehr hoher Druck,

der auf das Wasser einwirkt. Wie man weiß, entstehen Kristalle durch Druck, und auch Wasser benötigt diesen natürlichen Druck, damit es seine kristalline, hexagonale Struktur ausbilden kann. Sobald der Druck sein Maximum erreicht hat, beginnt das Wasser sich nach oben, zurück zur Erdoberfläche zu drücken. Dabei nimmt es Stoffe wie z. B. Mineralien aus der Erde in seinen inneren Mittelpunkt, der hexagonalen Molekülstruktur, auf.

Während des Abstiegs und des Aufstiegs wird das Wasser unzähligen spiralförmigen, Wirbelprozessen ausgesetzt. Diese Wirbelprozesse, so sind sich die meisten Naturforscher und Wasserexperten einig, verleihen dem artesischen Wasser seine besonderen Eigenschaften.

Artesisches Wasser hat nachweislich eine belebende, regenerierende und heilende Wirkung auf den Körper und wurde in früheren Zeiten als heilig verehrt. Das dann aus der Erdoberfläche austretende, gereifte Wasser wird deshalb auch als Heilwasser bezeichnet. Seine Austrittsstelle bezeichnet man als „artesische Heilquelle", die durchgehend mit gleicher Kraft und Fließgeschwindigkeit, zu allen Jahreszeiten und unabhängig von Trockenperioden oder Regenzeiten, die gleiche Menge an Heilwasser liefert.

Einschub Wasserkreislauf

Man unterscheidet zwischen dem halben und dem ganzen Wasserkreislauf

- **Halber Wasserkreislauf:** Wasser aus Pfützen, Bächen, Flüssen, Seen und Meeren verdunstet, kondensiert an winzigen Aerosolen, bildet Wolken und fällt als Regen auf die Erde.

- **Ganzer Wasserkreislauf** nach dem österreichischen Forstmann und Naturbeobachter Viktor Schauberger: Das durch den Dampfaufstieg gereinigte Regenwasser fällt auf die Erde und versickert dort. Am tiefsten Punkt sammelt es sich und ruht sozusagen im Leib von Mutter Erde, bis sich allmählich ein Druck aufbaut, der es dann wieder von Gesteinsschicht zu Gesteinsschicht aufsteigen lässt. Dabei reichert es sich mit Mineralien und vor allem mit deren Informationen an, bis es so viel Levitationskraft („Lebensenergie") gesammelt hat, dass es entgegen der Gravitationskraft aus der Erde aufsteigt.

Wasser aus Tiefenbohrungen gilt nach Schauberger zwar als sauberes, aber „unreifes" Wasser. Und genauso wie unreifes Obst dem Körper Energie raubt, statt ihm Lebensenergie zu spenden, so verhält es sich mit Wasser, das nicht zu Ende reifen konnte.

Der Wirbel und seine Bedeutung für unser Trinkwasser

Dank den Naturbeobachtungen und Forschungen des Wasserpioniers Viktor Schauberger wissen wir heute, dass den Wirbelbewegungen bei der Belebung des Wassers eine entscheidende Rolle zukommen. Die schraubenartigen und wirbelbildenden Fließbewegungen, denen das Wasser in naturbelassenen Fluss- und Bachläufen ausgesetzt ist, verleihen ihm seine Selbstreinigungs- und Heilkraft. Die in der Natur stattfindenden Wirbelprozesse machen aus totem, unstrukturiertem Wasser, das für uns Menschen so wertvolle kristalline, sogenannte hexagonal strukturierte, Wasser.

Einen schönen Kurzfilm über die Erkenntnisse Schaubergers und die Lebendigkeit von Wasser kann man sich unter folgendem Link in einem 12-minütigen Video anschauen:

https://www.youtube.com/watch?v=0Ul7tijR7_Q

Dieses hexagonal strukturierte Wasser ist übrigens auch in unseren Lebensmitteln enthalten, solange wir diese nicht durch Homogenisieren, Extrahieren oder zu starkes Erhitzen zerstören. Sanft gepresste Frischsäfte aus Obst, Gemüse, Gräsern und Wildkräutern sind nicht nur wegen ihrer Vitalstoffe so gesund, sondern vor allem deshalb, weil sie uns strukturiertes Wasser liefern.

Der Wirbel und seine Wirkung auf das Wasser

1. Mineralien werden zellverfügbar

Werden chemische Substanzen wie z. B. Mineralstoffe mit physikalischer Bewegungsenergie vereint, entsteht das Wunder des Lebens, die sogenannte Lebendigkeit. Durch die physikalische Bewegungsenergie der Wirbelbewegung werden im Wasser enthaltene Mineralien in eine kleinere Form, in sogenannte Kolloide aufgespalten (oder vereinfacht ausgedrückt in Staubkörner zerrieben) und damit für unsere Zellen verwertbar bzw. bioverfügbar.

Schadstoffe sind im artesischen Wasser übrigens nicht enthalten, da es geschützt im Inneren der Erde gereift ist und damit frei von jeglichen Umwelteinflüssen ist. Ebenso ist artesisches Wasser keimfrei und damit sehr, sehr lange haltbar. Im Gegensatz dazu muss Wasser, das aus künstlich geschaffenen Brunnen gewonnen wird, oft erst durch eine Ozonbehandlung oder den Zusatz von Kohlensäure haltbar gemacht werden, wodurch leider immer auch die Struktur des Wassers negativ beeinflusst wird.

2. Lösungs- und Aufnahmekapazität des Wasser werden verbessert

Durch die Wirbelprozesse verkleinert sich auch die Clustergröße der Wassermoleküle. Durch die Wirbelbewegungen werden größere Wassermolekülcluster auf die optimale Größe von sechs Wassermolekülen in der hexagonalen Struktur reduziert. Das bewirkt, dass sich die innere Oberfläche des Wassers vergrößert. Dazu stelle man sich ein Glas Wasser mit vier großen Wasserkugeln vor und dasselbe Glas mit 16 kleinen Wasserkugeln. Die 16 kleinen Wasserkugeln bilden dann eine größere Oberfläche als die vier großen Wasserkugeln.

Durch die vergrößerte Oberfläche ist das Wasser nun in der Lage deutlich mehr Stoffe zu lösen und aufzunehmen. Das bedeutet, ein solches Wasser kann im Körper mehr Schadstoffe aufnehmen und zu den Ausscheidungsorganen befördern und hat dadurch eine stärker reinigende und entschlackende Wirkung auf unseren Körper als Wasser mit einer geringen Oberfläche.

3. Wasser wird energetisch rein

Was sich auf den ersten Blick seltsam anhört, ist von vielen Wasserexperten längst anerkannt: Wasser hat ein Gedächtnis und kann nicht nur physische Stoffe, sondern auch Informationen (Wellenlängen) aufnehmen und speichern. Sehr eindrucksvoll hat das der bereits genannte Wasserforscher Masaru Emoto in seiner Wasserkristallfotografie verdeutlicht. Kurz vor dem Gefrieren fotografierte er Wassertropfen mit einer speziellen Kamera und konnte so die kristallinen Strukturen der Wassermoleküle sichtbar machen.

Dadurch lässt sich erkennen, dass Wassertropfen, die mit harmonischen Gedanken, Gefühlen oder Klängen „informiert" wurden, für unsere Augen wunderschöne und harmonische Kristallstrukturen hervorbringen. Im Gegensatz hierzu bilden Wassertropfen, die disharmonischen Schwingungen, Gedanken, Gefühlen, Klängen oder elektromagnetischen Wellen ausgesetzt wurden, disharmonische und verzerrt wirkende Gebilde.

Durch die Wasserverwirbelung werden die bestehenden Clusterstrukturen des Wassers aufgebrochen und die darin gespeicherten Informationen gelöscht. Das bedeutet, dass verwirbeltes Wasser nicht nur chemisch rein ist, sondern auch frei von gespeicherten feinstofflichen (homöopathischen) Informationen. Wir haben durch die Wasserverwirbelung die Möglichkeit, bereits negativ informiertes Wasser wieder zu neutralisieren und zugleich mit positiven, lebensbejahenden Schwingungen zu informieren.

Gut zu wissen: Neben einer Verwirbelung sind anscheinend auch andere Verfahren geeignet, die Clusterstrukturen des Wassers aufzubrechen und es damit auf der energetischen Ebene von negativen Informationen zu befreien. Dazu zählen Verfahren, bei denen das Wasser magnetisiert oder Laserstrahlen ausgesetzt wird. Das Verdampfen mit einem Destilliergerät reicht anscheinend allerdings nicht aus, so jedenfalls der Diplomphysiker und Wasserforscher Dr. rer. nat. Wolfgang Ludwig, der erst bei Temperaturen ab 400 °C eine Auflösung der Wassercluster beobachten konnte.

Es ist bekannt, dass der Begründer der klassischen Homöopathie Samuel Hahnemann lebendiges Quellwasser für die Herstellung seiner Mittel empfahl. Denn energetisch sauberes Wasser hat ein viel größeres Potenzial neue Informationen aufzunehmen. Zur Verdeutlichung: Man stelle sich einen Eimer Putzwasser vor. Je sauberer und klarer das Wasser ist, desto größer ist seine Kapazität Schmutzpartikel aufzunehmen.

4. Energien der Erde und des Kosmos gelangen ins Wasser

Außerdem, und das wird natürlich von rein materialistisch denkenden Menschen belächelt, wird bei den Wirbelprozessen in freier Natur fein-stoffliche Lebensenergie aus dem Kosmos, dem feinstofflichen Bereich unserer Wirklichkeit, ins Wasser eingesogen. Östliche Gesundheitslehren bezeichnen diese Energie als „Chi", „Ki" oder „Prana". In artesischen Quellen und natürlichen Flussläufen und Wasserfällen verwirbeltes Wasser enthält somit auch die Informationen des Kosmos und der Erde, was ein weiterer Grund für seine reinigende, vitalisierende und heilende Kraft ist.

Noch einmal zusammengefasst: Artesisches Quellwasser ist das Wasser, das die Natur für uns vorgesehen hat. Es ist sowohl stofflich als auch energetisch frei von Schadstoffen. Die enthaltenen Mineralien sind zellverfügbar und tragen nicht zur Ablagerung von Schlacken im Körper bei. Dieses Wasser hat eine stark reinigende und belebende Wirkung auf Körper und Geist. Es ist sehr aufnahmebereit für unsere Gedanken, Gefühle und Schwingungen und kann deshalb sehr gut mit Worten, Musik, Symbolen, der Energie der Sonne und des Mondes oder mit Kristallen (z. B. Rosenquarz, Shungit) aufgeladen und informiert werden, um eine noch stärkere Heilkraft in unserem Körper zu entfalten.

Die beste Möglichkeit gesundes Trinkwasser zu erhalten, stellen nach wie vor artesische Quellen dar, so wie die Natur es für uns vorgesehen hat. Wer Zugang zu einem artesischen Quellwasser hat, sollte diese Möglichkeit nutzen und sich sein Trinkwasser dort selbst abfüllen.

Am Ende des Buches finden Sie im Anhang eine Liste mit den wichtigsten artesischen Quellen im Raum Deutschland und angrenzenden Ländern. Das Wasser aus diesen Quellen wird teilweise auch fertig in Flaschen abgefüllt im Handel zum Kauf angeboten.

Teil 3: Wie komme ich an gesundes Trinkwasser?

Option 1: Artesisches Quellwasser abfüllen oder kaufen

Wie gerade geschildert, wäre es optimal, sich sein Trinkwasser frisch von einer artesischen Quelle abzufüllen. Artesisches Quellwasser stellt die beste Option zur persönlichen Trinkwasserversorgung dar und erfüllt sämtliche Ansprüche an ein reines, optimal strukturiertes und damit Lebenskraft und Gesundheit spendendes Wasser.

Wer nicht in der Nähe einer artesischen Quelle wohnt oder aus einem anderen Grund nicht die Möglichkeit hat, sein Trinkwasser direkt dort abzufüllen, kann ein solches Wasser auch fertig abgefüllt in Flaschen im Handel, vor allem in Bioläden und Reformhäusern, kaufen. Das Problem dabei ist, dass viele Anbieter das Quellwasser mit Druck befördern und mit Ozon oder Kohlensäure begasen. Das zerstört viele der positiven Eigenschaften dieses Wassers. Es gibt aber auch Firmen, die auf solche Maßnahmen bewusst verzichten. In unserer Liste „artesisches Quellwasser", die Sie am Ende des Buches im Anhang finden, nennen wir die Marken, bei denen schonend und ohne solche Eingriffe abgefüllt wird.

Wie bereits erwähnt, ist strukturiertes Wasser sehr empfänglich für Informationen aller Art und damit hochsensibel für äußere Einflüsse. Bereits ab einem Druck von 2,5 bar wird die für uns wertvolle hexagonale Struktur zerstört und die Kolloide beginnen sich zu größeren Clustern zusammenzuballen. Das hat zur Folge, dass die enthaltenen Mineralien nicht mehr so gut von unseren Zellen aufgenommen werden können und im schlimmsten Fall zu Ablagerungen (Schlacken) in unserem Körper führen.

Nicht nur Druck und Bestrahlung haben eine solche negativ informierende Wirkung, sondern auch der Transport per LKW, Schiff oder Flugzeug. Auch das Material, in das das Wasser abgefüllt wird, hat eine Wirkung. Deshalb sollten Sie artesisches Quellwasser nur in Flaschen und Gefäße aus Glas abfüllen und Wasser aus Plastikflaschen vermeiden.

Weitere Nachteile, die sich durch den Kauf von artesischen Wasser ergeben können:

- Wenn das Wasser aus einer weit entfernten Quelle stammt und damit nicht regional ist, hat es lange Transportwege hinter sich. Das belastet die Umwelt und ist für alle, die Wert auf Nachhaltigkeit legen, sicher keine dauerhafte Lösung.

- Zudem ist der Kauf und Heimtransport von kommerziellem Quellwasser aus dem Handel, wie bei jedem anderen gekauften Flaschenwasser, mit einem gewissen Aufwand verbunden (Einkaufen gehen, Kisten schleppen) und stellt gerade für ältere Menschen oder diejenigen, die an einer Erkrankung des Bewegungsapparates leiden, ebenfalls keine optimale Lösung dar.

- Hinzu kommt der doch recht hohe Preis von 1-2 Euro, den man für einen Liter artesisches Quellwasser hinlegen muss.

Artesisches Quellwasser kaufen, hat also folgende Nachteile:

- trägt evtl. negative Informationen in sich (Material, Transport)
- gegebenenfalls nicht regional und damit nicht umweltfreundlich
- aufwändig
- teuer

Option 2: Leitungswasser und Mineralwasser

Wenn weder das Abfüllen von frischem artesischen Quellwasser noch der Kauf eines kommerziellen Wassers in Frage kommt, könnte man auf die Ideen kommen, sein Trinkwasser direkt aus der Leitung zu beziehen. Das ist allerdings keine gute Idee. Leitungswasser ist weder chemisch rein noch mit guten biophysikalischen Eigenschaften ausgestattet.

Die Trinkwasserqualität in Deutschland ist schlechter als im afrikanischen Ghana

Kurz vor dem dritten Weltwasserforum im Jahr 2003 haben die Vereinten Nationen die Wasserqualität in 122 Ländern überprüft und miteinander verglichen. Während sich Finnland, Kanada und Neuseeland als Erstplatzierte über die Auswertung freuen können, sieht es für die Schweiz mit einem 16. Platz und Österreich auf Platz 18 schon weniger erfreulich aus.

Erschreckend jedoch ist die Platzierung Deutschlands. Das deutsche Trinkwasser landete im internationalen Vergleich als zweitschlechtestes EU-Land nur auf Platz 57!

Damit wurde die Qualität des deutschen Leitungswassers sogar weitaus schlechter eingestuft als die von sogenannten Entwicklungsländern wie Ghana oder Bangladesch.

Die Uno-Rangliste der Wasserqualität in 122 Ländern finden Sie unter: http://www.unesco.org/bpi/wwdr/WWDR_chart2_eng.pdf

Selbstverständlich wurde hinterher von offizieller Seite versucht diese Tatsache zu beschönigen. Angeblich habe sich die Datenauswahl auf unzureichende Indikatoren gestützt und damit ein verzerrtes Bild der deutschen Wasserqualität vermittelt, so behauptete der Sprecher vom BMU, dem Bundesministerium für Umwelt, Naturschutz, Bau und Reaktorsicherheit. Wer es glaubt, wird selig.

Die deutsche Trinkwasserverordnung und ihre Lücken

Zur Zeit gibt es rund 80.000 Basisstoffe in der Industrie, die nach ihrem Einsatz letztendlich im Wasserkreislauf landen können. Während die Weltgesundheitsorganisation (WHO) immerhin noch 200 Stoffe und die Einhaltung ihrer Grenzwerte testet, werden nach der deutschen Trinkwasserverordnung lediglich rund 40 Parameter wie Chemikalien, einige Pestizide, zwei Bakterienarten, Geruch und Leitfähigkeit überprüft. In der Mineral- und Tafelwasserverordnung sind es gerade mal zehn Stoffe, die untersucht werden.

Für alle anderen Substanzen gibt es keine Grenzwerte, sie werden bei der Messung also nicht berücksichtigt. Das gilt beispielsweise für Medikamente, Hormone und deren Rückstände sowie für Krankheitserreger wie Viren oder Parasiten. Hierzu müssen in Deutschland grundsätzlich keine Tests durchgeführt werden!

Hätten Sie das für möglich gehalten? Die Mehrheit der Deutschen glaubt immer noch gerne, deutsches Leitungswasser habe eine überdurchschnittlich gute Qualität!

Auf diese Stoffe wird deutsches Trinkwasser überprüft:

- http://www.dvgw.de/wasser/recht-trinkwasserverordnung/trinkwasserverordnung/anlage-1-3/

- http://www.dvgw.de/wasser/recht-trinkwasserverordnung/trinkwasserverordnung/anlage-2/

- http://www.dvgw.de/wasser/recht-trinkwasserverordnung/trinkwasserverordnung/anlage-3/

Die Qualität unseres Leitungswassers ist nicht mehr das, was sie mal war – leider

Leider macht die zunehmende Verschmutzung der Umwelt auch nicht vor unserem Grundwasser halt. Abwässer aus Industrien und Landwirtschaft, saurer Regen, Reinigungsmittelrückstände aus privaten Haushalten, Arzneimittelrückstände der Pharmaindustrie, Ausscheidungen von Menschen, die Medikamente einnehmen (inklusive Anti-Babypille), Schadstoffe aus Mülldeponien, radioaktive Partikel aus Regen und Luft, Schwer- und Leichtmetalle aus Rohrleitungssystemen beeinträchtigen die Qualität unseres Grundwassers erheblich.

Selbst, wenn die Trinkwasseraufbereitungssysteme der Wasserwerke alles daran setzen, das Grundwasser so gut wie möglich zu reinem Trinkwasser aufzubereiten, können sie das in Anbetracht dieser Vielzahl an Fremd- und Giftstoffen definitiv nicht leisten.

Reines Wasser wird zur Mangelware – auch in Deutschland

Das Helmholtz-Zentrum für Umweltforschung in Leipzig konnte mehr als 200 bedenkliche Stoffe in europäischen Trinkwasserproben nachweisen. Dabei handelt es sich allerdings nur um die Stoffe, für die es ein Messverfahren gibt. Die Dunkelziffer der Fremdstoffe im Trinkwasser liegt weit höher und wird auf bis zu tausend Stoffe geschätzt.

Allein in Deutschland werden jährlich etwa 30.000 Tonnen Pflanzenschutzmittel in der Landwirtschaft eingesetzt. Mindestens 280 der 300 Stoffe aus Pflanzenschutzmitteln gelten nachweislich als krebserregend. Nur ein Bruchteil davon wird durch die Trinkwasserkontrolle erfasst und selbst dann immer noch bis zu einer bestimmten Grenze toleriert.

Zur Erinnerung: Medikamenten- und Hormonrückstände sowie die Belastung durch Krankheitserreger wie Viren und Parasiten werden in Deutschland in der Regel überhaupt nicht berücksichtigt!

Von offizieller Seite wird verkündet, dass die Grenzwerte so niedrig angesiedelt seien, dass man, selbst, wenn man sein Leben lang ausschließlich Leitungswasser trinken würde, nur auf eine Menge von wenigen Tagesdosen der meisten Medikamente käme. Allerdings gibt es Stoffe, die bereits in Kleinstmengen unser System durcheinander bringen. Medikamente und insbesondere Hormone gehören zu diesen Stoffen.

Sehr schön wird dies zum Beispiel im Vortag „Hormone im Essen – Terror für Ihren Körper" von der medizinisch-technischen Laboratoriums-Analytikerin und universellen Forscherin Sabine Kramel veranschaulicht, den Sie auf youtube kostenlos anschauen können unter:

https://www.youtube.com/watch?v=aqslRSd1G8A

Grenzwerte für Rückstände im Trinkwasser werden immer höher gesetzt

Bedenklich ist zudem, dass die Grenzwerte für deutsches Trinkwasser in den vergangenen Jahren immer weiter nach oben verschoben wurden. Während 1980 der Grenzwert für die elektrische Leitfähigkeit für deutsches Trinkwasser noch bei 280 µS lag, darf das Trinkwasser in Deutschland heute bis zu 2.500 µS aufweisen. Nach der Weltgesundheitsorganisation gelten Wässer mit Werten von mehr 750 µS als gesundheitlich bedenklich und sind nicht mehr als Trinkwasser geeignet.

µS-Grenzwerte für deutsches Trinkwasser   µS-Wert und die Wirkung auf unsere Gesundheit

Jahr	Grenz-wert	µS = Leitwert (MicroSiemens)	Wirkung
1980	280 µS	0 µS – 80 µS	sehr gute entgiftende und entschlackende Wirkung
1990	1000 µS	90 µS – 130 µS	gute entgiftende Wirkung
2000	2000 µS	140 µS – 190 µS	noch befriedigend

2001	2500 µS	200 µS – 270 µS	keine Wirkung mehr
		280 µS – 500 µS	bereits belastend
		600 µS – 1200 µS	schlecht
		1300 µS – 1500 µS	stark belastend

Nach der deutschen Trinkwasserverordnung kann der Leitwert (Gesamtbelastung) des Wassers bis zu 2500 µS betragen und das, obwohl nach Dr. Vincent bereits Werte ab 140 µS als bedenklich gelten!!

Gesetzliche Grenzwerte in Mikro Siemens:

- Trinkwasserverodnung Deutschland (2500µS)

- Trinkwasserverodnung EU (400µS)

- Trinkwasserverodnung WHO (750µS)

Diese Werte gelten auch für alle Arten von im Handel erhältlichen Mineral- und Tafelwässer!

Allein unter dem Aspekt des chemischen Reinheitsgrades betrachtet, sollte man sich das Trinken von Leitungs- und Mineralwasser also gut überlegen.

Die Struktur des Wasser ist zerstört

Wie eben bereits geschildert, verfügt zellverfügbares Wasser über eine besondere Anordnung der Wassermoleküle (hexagonale Molekülcluster). Leider wird diese natürliche Geometrie, wie sie auch in Quell- und Gletscherwasser vorhanden ist, durch die Begasung mit Ozon (ein gängiges

Verfahren um Mineralwasser vor Keimbildung zu schützen), Anreicherung mit Kohlensäure und die Beförderung mit Druck ab 2,5 bar zerstört. Leitungswasser wird heute sogar mit einem Druck von etwa 4 bar durch die Wasserleitungssysteme befördert.

Aufgrund der Einwirkung solcher chemischen und physikalischen Kräfte schließen sich die Wassermoleküle zu größeren Haufen (Clustern) zusammen und werden damit für unsere Zellen nur schwer verfügbar. Wie die Nuklear-Magnet-Analyse zeigt, weisen Mineralwässer eine durchschnittliche Clustergröße von 12-15 Wassermolekülen und Leitungswasser sogar von bis zu 20 Molekülen auf. Daher sind Leitungs- und Mineralwasser auch wegen der schlechten biophysikalischen Qualität, sprich aufgrund ihrer zu großen Clusterstruktur, nicht zu empfehlen!

Fazit: Herkömmliches Leitungs- und Mineralwasser kann weder durch seine chemische Reinheit, noch durch seine biophysikalischen Eigenschaften überzeugen. Langfristig getrunken leidet unsere Lebenskraft und unsere Gesundheit!

Option 3: Gesundes Trinkwasser selbst herstellen

Wenn wir unser Trinkwasser nicht aus einer artesischen Quelle beziehen können und sowohl Leitungswasser als auch gekauftes Mineralwasser keine Lösung bieten, müssen wir ein wenig Aufwand betreiben, um an ein gesundes, chemisch reines und biophysikalisch optimal strukturiertes Wasser zu kommen. Zum Glück gibt es dank technischer Entwicklungen inzwischen sehr gute Möglichkeiten, aus Leitungswasser gesundes Trinkwasser zu machen.

Natur kapieren, Natur kopieren

Dieser Leitspruch des weltbekannten Wissenschaftlers, Naturforschers und Wasserexperten Viktor Schauberger soll auf der Suche nach einem geeigneten Verfahren zur Trinkwasseraufarbeitung auch zu unserem Leitspruch werden. Die optimale Lösung, um gesundes Trinkwasser zu erhalten, kann sich dementsprechend nur so nah wie möglich an der Natur orientieren: Es geht darum, artesisches Quellwasser so gut wie möglich zu kopieren. Halten wir uns also noch einmal vor Augen, wie die Natur dieses Wasser herstellt.

Zur Erinnerung: Das macht die Natur
Oberflächenwasser von Regen, Schneefall oder Tau sickert als sozusagen „leeres" und biologisch inaktives Wasser in die Erde, durchdringt die einzelnen Erdschichten immer tiefer und tiefer, bis es sich an einer Stelle sammelt. Dort entsteht mit der Zeit ein Druck, der es wirbelförmig wieder nach oben drückt und zurück durch die einzelnen Gesteinsschichten zur Erdoberfläche befördert. Bei seinem Aufstieg nimmt das gereinigte Wasser Mineralien und Informationen aus der Erde auf und gewinnt dabei immer mehr an Levitationskraft (aufsteigender Lebensenergie), so dass es

entgegengesetzt der Gravitationskraft bis zur Erdoberfläche aufsteigt und dort in Form einer Quelle aus eigener Kraft austritt.

Um dem Leitsatz „Natur kapieren, Natur kopieren" treu zu bleiben, bräuchten wir also ein Verfahren, das unser Wasser zuerst einmal chemisch reinigt und damit leer und biologisch inaktiv macht. In einem zweiten Schritt würde man es dann mit möglichst naturidentischen Mineralien und Informationen anreichern, wie es beim Aufstieg aus dem Erdinneren bis zum Austritt aus der Quelle geschieht. Währenddessen oder anschließend müsste das Wasser noch den gleichen Wirbelprozessen ausgesetzt werden, wie sie in der Natur vorkommen, und schon hätten wir das naturkopierte Trinkwasser!

Man könnte den Wasseraufbereitungsprozess also in diese drei Schritte gliedern:

1. Reinigen / Filtern
2. Mineralisieren / Sättigen
3. Verwirbeln / Strukturieren / Beleben

Schritt 1: Wasser reinigen

Um Wasser zu reinigen, gibt es folgende Möglichkeiten:

1. Dampfdestillation
2. Filterung mit Aktivkohle
3. Mikrofilterung
4. Keramikfilterung
5. Reinigung mittels Umkehr-Osmose

Hinweis: Ionenaustauscher nicht zum Entfernen von Stoffen geeignet

Das ebenfalls oft angepriesene Verfahren des Ionenaustauschens (Enthärten / Entkalken) können wir zur Entfernung von Fremdstoffen nicht empfehlen, da hierbei Stoffe nur umgewandelt und nicht entfernt werden.

Gelöste Stoffe im Wasser sind entweder wie Kupfer positiv oder wie Nitrat negativ geladen und liegen damit in ionisierter Form vor. Man spricht auch von Ionen. Der Ionenaustauscher ist entweder positiv oder negativ geladen und tauscht entsprechend seiner Ladung, die über spezielle Harze erzeugt wird, Ionen bei den Schadstoffen aus. Ionenaustauscher für die Wasserenthärtung nehmen so die für Kalkablagerungen verantwortlichen Kalk- und Magnesiumionen auf und geben dabei das „weichere" Natrium ab.

Im Gegensatz zu Kalzium oder Magnesiumionen, die zu Kalkstein ausfallen können, sind Natriumsalze leichter löslich, so dass ein Ionenaustauscher zwar Haushaltsgeräte vor Kalkablagerungen schützen kann, aber nicht zur Herstellung von chemisch reinem Wasser geeignet ist. Denn der Ionenaustauscher wandelt Stoffe nur um und entfernt sie nicht!

Außerdem kann durch die Umwandlung von Kalzium und Magnesium in Natrium der empfohlene Grenzwert für Natrium im Wasser überschritten werden und so die Gefahr für Bluthochdruck steigen. Die Harze der Ionenaustauscher sind zudem anfällig für Verkeimung durch Bakterien und Schimmelpilze. Als alleiniges Reinigungsmittel sind Ionenaustauscher nicht geeignet. Ionenaustauscher sind eigentlich nur „Weichmacher".

1. Dampfdestillation

Destilliergeräte galten lange Zeit als das Nonplusultra der Wasserreinigung. Denn bei der Wasserdestillation entsteht eine der chemisch reinsten und saubersten Trinkwasserqualitäten, die technisch möglich sind. Im Unterschied zu den anderen drei genannten Reinigungssystemen, bei denen die Wassermoleküle mittels des Leitungsdrucks durch die jeweiligen Filter gepresst werden, arbeitet ein Dampfdestillierer mit der Erhitzung und Verdampfung des Wassers.

Normales Leitungswasser wird zum Sieden und Verdampfen gebracht und anschließend in einer Kühlspirale oder einem zweiten Gefäß wieder abgekühlt. Da der Siedepunkt der meisten Fremdsubstanzen im Wasser weit über dem des Wassers liegt, bleiben diese Stoffe im Siedebehältnis zurück und man erhält nahezu reines Wasser.

Der Nachteil ist allerdings, dass einige gesundheitsschädliche Stoffe einen niedrigeren Siedepunkt als Wasser haben und daher je nach Qualität des Leitungswassers im destillierten Wasser enthalten sein können, so zum Beispiel Benzole, Chlor und andere flüchtige Stoffe. Auch einige radioaktive Stoffe sieden schneller als Wasser und gelangen so ebenfalls in das Destillat. Aus diesem Grund sind einige Geräte mit einem nachgeschalteten Aktivkohlefilter ausgestattet und in dieser Hinsicht eindeutig zu bevorzugen.

Zudem leidet bei destilliertem Wasser auch der Geschmack, da der gesamte Sauerstoffgehalt entfernt wird. Die Reinigung der Geräte von Kalk- und Kesselstein ist sehr aufwendig und auch der Zeit- und Energieaufwand sehr groß. Für zwei Liter aufbereitetes Wasser benötigt man etwa drei Stunden und zwei Kilowattstunden Strom.

Fakten Destillierapparat zusammengefasst:

- *Kostenpunkt: je nach Modell ca. 160-400 Euro*

- *Reinheitsgrad: sehr gut, fast 100 % reines Wasser, allerdings werden flüchtige Stoffe und radioaktive Substanzen nicht zuverlässig entfernt*

- *Vorteil: außer Stromkosten keine Folgekosten z. B. wegen Kauf*

2. Filterung mit Aktivkohle

Um gleich eine Sache vorweg zu nehmen, wenn wir von Aktivkohlefilter sprechen, meinen wir damit ausschließlich einen Aktivkohleblock- und keinen Aktivkohlegranulatfilter. Bei einem Aktivkohlegranulatfilter, der auch als Aktivkohleschüttelfilter bezeichnet wird, liegt das mehr oder weniger feine Granulat nur lose im Filter, während die Aktivkohle im Aktivkohleblockfilter gepresst ist und das Wasser dadurch gezwungen wird, durch die Kohle zu fließen. Aktivkohlegranulat hat keine große Filter- und Reinigungskraft, weil das Wasser stets den Weg des geringsten Widerstands wählt und einfach um das Granulat herum fließt.

Zudem ist ein solcher Filter relativ schnell mit Fremdsubstanzen gesättigt. Das bedeutet, dass das Granulat sich schnell mit Fremdstoffen vollgesaugt hat und diese ab dann wieder verstärkt ins Trinkwasser abgibt. Aktivkohlegranulat ist daher in unseren Augen auf keinen Fall zur Herstellung von reinem Wasser geeignet, genauso wenig wie Tisch- und Kannenfilter, die zwar günstig, aber in der Regel mit diesem Granulat arbeiten!

Wenn Sie Ihr Wasser mit Aktivkohle filtern wollen, sollten Sie dazu unbedingt einen Aktivkohleblockfilter verwenden!

Der Aktivkohleblockfilter besteht zum größten Teil aus gepresster Aktivkohle. Bei einigen amerikanischen Modellen werden häufig chemische Zusätze beigefügt um Pestizide, Blei und Chloroform besser zu binden.

Europäische Hersteller verzichten in der Regel auf solche Zusätze, sind aber manchmal mit Silberpartikel ausgestattet, die eine keimtötende Wirkung haben.

Bei einem Aktivkohleblockfilter, der direkt an den Leitungswasserhahn zu Hause angebracht wird, wird das Wasser durch den Leitungsdrucks durch die Poren der Filter gepresst und dabei gesäubert. Je nach Qualität des Filters können damit organische Verunreinigungen, Pestizide, Asbestfasern, Chlor, Chlorabbauprodukte, mehrzellige Mikroorganismen wie Giardia lamblia und teilweise auch Schwermetalle zurückgehalten werden.

Nicht alle Blockfilter-Produkte sind in der Lage, Kupfer und Aluminium, die am häufigsten vorkommenden Metalle im Wasser, nachhaltig zu entfernen. Nur sehr wenige Filtersysteme können auch Medikamentenrückstände, hormonähnliche Stoffe und Bakterien wie Escherichia coli oder Enterococuus faecalis ganz sicher entfernen. Gelöste Mineralien werden nicht zurückgehalten und verbleiben im Trinkwasser, inklusive Nitrat, das in zu hohen Mengen gesundheitsschädlich wirkt. Kleinere Formen von Viren sowie Nanopartikel können auch durch den besten Kohlefilter nicht entfernt werden. Darüber hinaus gilt zu bedenken, dass Aktivkohleblockfilter häufig mithilfe von Kleber zusammengehalten werden, und nicht ausgeschlossen werden kann, dass dessen Inhaltsstoffe ins gefilterte Wasser gelangen.

Fakten Aktivkohlefilter zusammengefasst:

- *Filtergröße: je nach Modell 0,3 – 5 µm (1 Mikrometer = 0,000001 Meter = 1 Millionstel Meter)*

- *Kostenpunkt inklusive Filter und Gehäuse: ab ca. 120 Euro, gute Qualität ab ca. 180 Euro möglich*

- *Hinweis: sollte alle 6 Monate gewechselt werden, Kostenpunkt*

3. Mikrofilterung: Aktivkohleblockfilter plus integrierte Hohlfaser-Membran

Diese Systeme sind relativ neu auf dem Markt. Im Inneren des Aktivkohleblocks ist hier zusätzlich noch eine Hohlfaser-Membran, die auch als Keimsperre bezeichnet wird, angebracht. Dadurch werden auch Bakterien, Viren und Partikel zuverlässig gefiltert.

Fakten Mikrofilterung zusammengefasst:

- ***Filtergröße:*** *0,15 µm*

- ***Kostenpunkt:*** *ab ca. 160 Euro*

- ***Hinweis:*** *sollte alle 6 Monate gewechselt werden, Kostenpunkt je nach Filter zwischen 90-140 Euro*

- ***Vorteil gegenüber alleiniger Aktivkohlefilterung:*** *hält auch Bakterien und tierische Einzeller ab*

4. Keramikfilter

Keramikfilter haben eine Porengröße von 0,2 µ und liegen damit zwischen einer alleinigen Filterung mittels Aktivkohle und einer Mikrofilterung mit zusätzlicher Hohlfasermembran. Sie haben eine vergleichbar hohe Lebensdauer (können bis zu 50.000 Liter Wasser filtern) und werden vor allem bei Outdoor- und Campinggeräten verwendet. Häufig dienen sie auch als Filter bei sogenannten Quellwassersystemen (dazu später mehr).

5. Umkehr-Osmose-Anlage

Bei der Umkehr-Osmose handelt es sich um ein technisch-physikalisches Verfahren, bei dem das Naturprinzip der Osmose umgekehrt wird. Während bei der Osmose auf beiden Seiten einer Membran ein Konzentrationsausgleich in Flüssigkeiten gelöster Stoffe angestrebt wird, gilt es bei der Umkehr-Osmose den Unterschied der Anzahl der gelösten Teilchen weiter zu erhöhen, um so auf der einen Seite reines Wasser (Permeat) zu erhalten.

Entwickelt wurde dieses Verfahren von der NASA, inspiriert durch die osmotischen Vorgänge von Niere und Zellwänden lebendiger Organismen, und war ursprünglich dazu gedacht, Meerwasser zu entsalzen und daraus Trinkwasser zu gewinnen.

Funktionsweise von Umkehr-Osmose-Anlagen

Bei Umkehr-Osmose-Systemen wird das Leitungswasser zunächst grob durch Sediment- und Aktivkohlefilter vorgereinigt und dann durch den vorhandenen Leitungsdruck von mindestens 2,8 bar durch die halbdurchlässige (semipermeable) Umkehr-Osmose-Membran gepresst. Als halbdurchlässig werden Materialien bezeichnet, die an sich nicht wasserdurchlässig sind, sondern Wasser in seiner Molekularstruktur aufnehmen können.

Diese Membran der Umkehr-Osmose-Anlage hat – genau wie unsere Körperzellen – ultrafeine Poren (0,0001 Mikrometer, wobei 1 Mikrometer einem Millionstel Meter entspricht) und lässt daher praktisch nur Wassermoleküle und wenige Ionen (einzelne, geladene Atome verschiedener Stoffe, die jedoch ernährungsphysiologisch sinnvoll sind) hindurch.

Alle größeren Moleküle wie Bakterien, Viren, Medikamentenrückstände, Pestizide, Herbizide, um nur ein paar zu nennen, werden bis zu 99 Prozent abgehalten. Selbst radioaktive Partikel und Nanopartikel können nicht durch die ultrafeinen Poren der Osmose-Membran hindurch gelangen!

Die genaue Rückhaltequote ist dabei nicht nur abhängig von der Leistungsfähigkeit der Membran (je leistungsfähiger, also um so schneller das Wasser gefiltert wird, desto schlechter oft die Rückhaltequote!), sondern auch von äußeren Faktoren wie der Wassertemperatur, der Teilchengröße oder dem Wasserdruck. Während einzelne Stoffe zu 80-90 Prozent heraus gefiltert werden, werden die meisten zu über 95 Prozent und viele sogar zu nahezu 100 Prozent durch die Membran abgehalten.

Das Prinzip der Umkehrosmose ist wissenschaftlich sehr gut erforscht und kommt seit über 50 Jahren überall zum Einsatz, wo frisches Reinstwasser benötigt wird. So zum Beispiel in Ländern mit schlechter Grundwasserqualität, auf Expeditionen, auf hoher See sowie in Wüsten, in der Medizin, Industrie, Raumfahrt und bei Militäreinsätzen.

Umkehr-Osmose-Systeme arbeiten ohne den Einsatz von Chemie oder Magneten. Auch Strom wird nicht benötigt, sofern der vorhandene Leitungsdruck ausreicht und zwischen 2,8-6 bar liegt. Falls der Leitungsdruck zu gering sein sollte, wird eine Umkehr-Osmose-Anlage mit integrierter elektrischer Druckerhöhungspumpe benötigt, die serienmäßig im Handel erhältlich ist.

Im Regelfall reicht der normale Leitungsdruck jedoch aus. Diesen können Sie am Druckregler an Ihrem Hausanschluss ablesen, der sich meistens im Keller befindet. Öffnen Sie dazu einen Wasserhahn und lesen Sie bei laufendem Wasser den Wasserdruck am Manometer ab. Alternativ dazu können Sie auch Ihren Vermieter oder das zuständige Wasserwerk nach dem vorhandenen Wasserdruck befragen.

Damit die Membran nicht verstopft, muss sie immer wieder abgespült werden. Hierzu fließt Wasser über die Membran durch das integrierte Rückspülungssystem und säubert diese. Umkehr-Osmose-Systeme erzeugen deshalb parallel zum gereinigten Trinkwasser immer auch Abwasser, das in den Abfluss geleitet wird. Im Schnitt fallen für die Gewinnung von einem Liter Osmosewasser zwischen 4-8 Liter Abwasser an. Bei Anlagen mit Tank kann dieses Verhältnis auf 1:2 verbessert werden, indem eine stromunabhängige Permeatpumpe integriert wird, so dass nur zwei Liter Abwasser auf ein Liter gereinigtes Trinkwasser kommen.

Wem das immer noch zu viel ist, der kann sich natürlich auch die Mühe machen, das Abwasser z. B. in einem Eimer oder einer Gießkanne aufzufangen und es dann für die Toilettenspülung oder zum Gießen von Pflanzen zu verwenden.

Außerdem gilt zu bedenken, dass Abfüllprozesse, Fahrtkosten, die Herstellung und Entsorgung von Flaschen, die beim Kauf von Flaschenwasser anfallen, bei der Trinkwasseraufarbeitung mittels einer Umkehr-Osmose-Anlage entfallen. Experten betrachten dieses Verfahren daher als durchaus umweltfreundlich und gleichzeitig kostengünstig, da der Preis für ein Liter Trinkwasser hier deutlich niedriger ausfällt als beim Kauf Flaschenwasser.

Selbst, wenn Sie das billigste Flaschenwasser kaufen, ist mittels einer Umkehr-Osmose-Anlage aufbereitetes Wasser immer noch deutlich günstiger. Eine sehr aufschlussreiche Kostenrechnung dazu finden Sie am Ende des Buches im Anhang.

Fakten Umkehr-Osmose-Anlage zusammengefasst:

- ***Filtergröße: 0,0001 µm***

- ***Kostenpunkt:*** *ab ca. 100 Euro bis 2000 Euro je nach Qualität, Sonderausstattung und Vertriebsweg*

- ***Folgekosten:*** *50-100 Euro pro Jahr für Filter und alle 3-5 Jahre ca. 80-120 Euro für neue Membran*

- ***Vorteil:*** *bei korrekter Nutzung im Vergleich zu allen anderen Verfahren sauberstes Wasser*

- ***Nachteil:*** *erhöhter Wasserverbrauch, Verkeimungsgefahr und Minderung der Rückhaltequote bei unsachgemäßer Handhabung (dazu im Anhang mehr)*

Zwischenfazit:

Betrachtet man den Aspekt der chemischen Reinheit von Wasser, schneiden Dampfdestillierer und Umkehr-Osmose-Anlagen am besten ab. Da ein Dampfdestillierer, wie bereits erwähnt, relativ viel Strom verbraucht und wegen der langsamen Produktionszeit unpraktisch in der Handhabung ist, bleibt eine Umkehr-Osmose-Anlage für uns der Favorit, wenn es um die Herstellung von chemisch reinem Trinkwasser geht. Andererseits sind Dampfdestillierer einfacher in der Handhabung und bieten eine durchgehend gleichbleibende gute Produktion von Reinstwasser. Während eine Umkehr-Osmose-Anlage nur dann beste Ergebnisse liefert, wenn die äußeren wenn die äußeren Rahmenbedingungen (Wassertemperatur und Leitungsdruck) und die Handhabung stimmen.

Alle anderen Filtersysteme liefern deutlich schlechtere Reinheitsergebnisse und scheiden daher unserer Ansicht nach für die Aufbereitung von Reinstwasser aus.

Bitte beachten: Gefiltertes bzw. dampfdestilliertes Wasser ist noch kein fertiges Trinkwasser!

Aktivkohlefilter mit oder ohne Membran und Umkehr-Osmose-Anlagen arbeiten mit dem Druck des Leitungswassers. Das heißt, wir haben nach der Filterung zwar rein(er)es, aber immer noch unstrukturiertes und somit totes Wasser.

Bei dampfdestilliertem Wasser und Osmose-Wasser kommt hinzu, dass sie chemisch betrachtet nahezu rein und damit auch leer an Mineralien sind. In der Natur kommt solch ein Wasser, das vollkommen leer und gereinigt von Mineralien jeglicher Art ist, nicht vor. Aufgrund seiner hohen Lösungskraft kann leeres Wasser im Körper aggressiv wirken und Mineralien rauben. Bevor ein vollkommen gereinigtes Wasser getrunken wird, sollte es auf jeden Fall immer zuerst mit Mineralien angereichert werden!

Schritt 2: Wasser mit Mineralien anreichern

Im nächsten Schritt gilt es, das reine Wasser mit natürlichen Mineralien anzureichern. Wie viele und welche Mineralien artesisches Quellwasser bei seinem Aufstieg von seinem tiefsten Punkt bis nach oben zur Erdoberfläche aufnimmt, hängt natürlich von der Bodenqualität ab, unterscheidet sich demnach von Region zu Region und kann deshalb nur annähernd imitiert werden.

Bitte beachten: Bei der Filterung mit Aktivkohleblock, Mikrofilterung und Keramikfilter könnte dieser Schritt auch ausgelassen werden, da die Mineralien bei diesen Verfahren ja nicht komplett aus dem Wasser heraus gefiltert werden. Wer sein Wasser jedoch mit einer Osmose-Anlage oder einem Dampfdestillierer reinigt, sollte im Anschluss daran definitiv wieder eine kleine Menge Mineralien hinzugeben!

Drei günstige und einfache Möglichkeiten gereinigtes Trinkwasser mit Mineralien anzureichern

1. Sango-Meeres-Koralle

Die Sango-Meeres-Koralle enthält über 72 Elemente in ionisierter, also in wasserlöslicher Form, wodurch diese leicht vom Körper aufnehmbar und zellverfügbar sind. Zudem ist das in der Koralle vorliegende Verhältnis zwischen Kalzium und Magnesium für den menschlichen Organismus ideal und hat nachweislich überdurchschnittlich viele positive Wirkungen. Mehr Informationen über diese so wertvolle Koralle finden Sie auch auf unserer Seite www.inspiriert-sein.de.

Die Zugabe von Sango-Korallen-Pulver erhöht die Qualität des Wassers erheblich, es verleiht ihm wertvolle Mineralien und erzeugt ein gewisses Maß an Struktur. Auf ein Liter Wasser gibt man etwa eine Messerspitze Sango-Meeres-Korallenpulver.

2. Kristallsalz

Eine andere Möglichkeit ist das Zugeben von etwas naturbelassenem Kristallsalz („Himalayakristallsalz") bzw. einer daraus hergestellten Sole. Da ursprünglich alles Leben auf unserem Planeten aus dem Meer stammt, sind auch wir Menschen an die Salzkonzentration des Meerwassers angepasst, man könnte uns daher auch als „Meerwasserwesen" bezeichnen.

Der Salz- und Mineralgehalt unserer Körperflüssigkeiten, insbesondere von unserem Blut, entspricht genau derselben Zusammensetzung wie Meerwasser (ca. 0,97 %). Selbst unser Schweiß und unser Urin enthält eine gewisse Anzahl an Mineralien und Salzen, ebenso wie unsere Tränenflüssigkeit, die leicht salzig schmeckt. Die Anreicherung mit Salz entspricht daher einer sehr naturnahen Möglichkeit.

Meersalz wäre dabei an sich ideal, ist aber aufgrund der voranschreitenden Umweltverschmutzung im Gegensatz zu vor Umwelteinflüssen geschütztem Steinsalz nicht empfehlenswert.

Außerdem sollte man zur Mineralisierung des Trinkwassers kein mineralstoffarmes und leeres Kochsalz verwenden, das im Gegensatz zu natürlichem Salz mit ca. 87 Elementen nur noch aus den beiden Elementen Natrium und Chlorid besteht, die dafür aber in hochkonzentrierter Form vorliegen. Kochsalz wirkt in unserem Körper höchst aggressiv und raubt uns sogar noch Mineralien!

Deshalb sollten wir zur Remineralisierung des Trinkwassers, aber auch zum Würzen und Kochen, immer nur unraffiniertes Kristallsalz verwenden! Im Idealfall sollte das Salz nicht unter dem Einsatz von Sprengstoff gewonnen werden, sondern durch rein mechanische oder manuelle Methoden. Denn genau wie die empfindlichen Strukturen des Wassers bereits ab 2,5 bar leiden und ab 4 bar völlig zerstört werden, so leiden auch die hexagonalen (kristallinen) Strukturen des Steinsalzes beim Abbau durch Explosionen.

Auf ein Liter Wasser gibt man eine Prise Stein- oder Kristallsalz oder zwei bis drei Tropfen Salzsole (Wasser angesetzt mit Stein- oder Kristallsalz).

3. Shungit Steine

Eine vor allem in Russland sehr geschätzte Möglichkeit das Trinkwasser mit Mineralien anzureichern, ist das Hinzufügen von Shungit Steinen. Zur Trinkwasseraufbereitung ist Edel-Shungit besser geeignet als herkömmliche Shungit-Steine, die auch als positive Energiespender in Räumen verteilt werden.

Auf ein Liter Wasser gibt man 100 – 200 g Edel-Shungit-Steine und lässt sie idealerweise über Nacht einwirken, bevor man das Wasser trinkt. Einmal im Monat sollte man die Steine in die Sonne oder bei Mondschein an die frische Luft legen, damit sie sich wieder mit der kosmisch-elektrischen Energie aufladen können.

Kaufen kann man Shungit-Steine bei verschiedenen Anbietern übers Internet.

Mineralisierungskartusche – die schnelle Variante
Es gibt auch Möglichkeiten das Trinkwasser ohne Mehraufwand zu remineralisieren, indem nach der Filterung bzw. vor dem Wirbeln eine Mineralisierungskartusche integriert wird. Im Osmose-Gerät oder nach dem Aktivkohlefilter läuft das Wasser nach der Filterung dann noch

durch eine zusätzliche Kartusche, die mit Mineralien angereichert ist.

Das scheint ideal für diejenigen, die keinen Mehraufwand betreiben wollen. Doch erstens gibt man damit die Kontrolle darüber ab, welche Mineralien man in welcher Konzentration seinem Wasser zufügt, da man nur schwer die Qualität solcher Kartuschen abschätzen kann. Und zweitens kommt das sehr lösungsfähige Reinstwasser dabei über zusätzliche Strecken hinweg mit Kunststoff in Berührung, wobei nicht ausgeschlossen werden kann, dass Weichteile aus dem Kunststoff in das gefilterte Wasser übergehen. Aus diesem Grund würden wir diese Variante der Wasseraufbereitung nicht empfehlen.

Schritt 3: Wasser strukturieren

Wie wir gesehen haben, spielen die Wirbelbewegungen bei der Belebung des Wassers eine entscheidende Rolle. Die dreidimensionalen schraubenförmigen und wirbelbildenden Fließbewegungen, die das Wasser in naturbelassenen Fluss- und Bachläufen vollzieht, sorgen für die Energetisierung und Vitalisierung, die das Wasser lebendig machen und löschen dabei auch die bisherigen energetischen Schwingungsmuster. Der Naturbeobachter und Wasserexperte Viktor Schauberger führte die Selbstreinigungs- und Heilkraft des lebendigen Wassers vor allem auf diese natürlichen Wirbelbewegungen zurück.

Zu beachten gilt dabei, dass die von Menschenhand erfundene Zentrifugalkraft geschlossene Kreisbewegungen erzeugt, die von innen nach außen wirken, so nicht in der Natur vorkommt. In der Natur finden wir nur spiralförmige, von außen nach innen wirkende und nicht geschlossene Kreis-, Strudel- und Wirbelbewegungen. Die künstlich erschaffenen Zentrifugalkräfte erzeugen Flieh- und Druckkräfte, ähnlich wie sie bei einem Kettenkarussell entstehen, wodurch sich die Struktur der Wassermoleküle lockert.

Natürliche Wirbelbewegungen hingegen, die von außen nach innen wirken, sogenannte Zentripetalkräfte, verdichten die Wassermolekülstrukturen. In den Fließbewegungen in natürlichen Bachläufen, Wasserfällen und Strudeln wird das Wasser mithilfe der Zentripetalkraft in einen Wirbel gezogen und spiralförmig bewegt (hyperbolischer Kegel), was dazu führt, dass die Molekülverbindungen zusammengeführt, komprimiert und verdichtet werden.

Auch planetare Systeme, ganze Galaxien, Wirbelstürme, Tornados und Hurrikans bewegen sich in zentripetalen Wirbelbewegungen. Selbst unser Blut bewegt sich in Form von wirbelnden Fließbewegungen durch die Blutgefäße, und unsere DNS besteht aus einer Doppelspirale, die ebenfalls wirbelförmig aufgebaut ist.

Die schraubenförmige Wirbelbewegung unseres Sonnensystem findet man sehr schön veranschaulicht unter folgendem Link:

https://www.youtube.com/watch?
feature=player_embedded&v=0jHsq36_NTU

Es ist die sogenannte Implosionskraft, die im Zentrum des Wirbels eine besondere Kraft aktiviert, die in der Wissenschaft als Nullpunktenergie bezeichnet wird, und in der vermutlich eine schöpferische Energie steckt. Noch sind die Geheimnisse über die Wirbelprozesse und die darin entstehende Nullpunktenergie nicht endgültig gelüftet. Fest steht allerdings, dass durch das Wirbeln von Wasser die Molekülstruktur (Cluster) verkleinert und geordnet wird und das Wasser dadurch „lebendig", also zellverfügbar wird.

Die Nullpunktenergie sorgt dafür, dass die Wassermolekülcluster in die bereits beschriebene geometrische hexagonale Struktur gebracht werden und damit auch die im Wasser enthaltenen Mineralien von den Körperzellen aufgenommen werden können. Laut dem Wasserforscher Gerald Pollack entstehen hexagonale Strukturen vor allem dort, wo Wasser mit anderen Stoffen in Berührung kommt, also an den Grenzflächen mit Mineralien, Luft, Glas oder anderen Materialien.

Die nach innen wirkenden Zentripetalkräfte kann man in Bächen und Flüssen oder bei einem

Wasserfall beobachten. Sie sorgen dafür, dass das Wasser „in Ordnung" gebracht und mit Lebensenergie aufgeladen wird. Die vom Menschen geschaffene Zentrifugaltechnik bewirkt das genaue Gegenteil: Sie arbeitet nach dem Prinzip der Explosionskraft, verbraucht in kurzer Zeit sehr viel Energie und verursacht Chaos und Unordnung. Diese nach außen gerichtete Zentrifugalkraft kann man zum Beispiel beim Verquirlen oder Mixen in der Küche beobachten.

Daher ist logisch, dass nach dem Leitspruch von Viktor Schauberger „Natur kapieren, Natur kopieren" nur Wasserbelebungssysteme, die mit Zentripetalkraft arbeiten, auch als naturnah betrachtet werden können. Damit scheiden unserer Ansicht nach die meisten auf dem Markt verfügbaren Wasserwirbelsysteme aus, da sie mit einem Zerstäubungsprinzip und nicht mit einer einwirbelnden Kraft arbeiten.

Wir wollen damit nicht sagen, dass solche Systeme wirkungslos sind, wir können nur sagen, dass sie unseren Recherchen zufolge nicht oder nicht ausschließlich mit den natürlichen Wirbelformen arbeiten und daher mit dem Leitmotiv „Natur kapieren, Natur kopieren" unserer Ansicht gemäß nicht zu vereinbaren sind.

Hinweis: Für den Verbraucher ist es leider nicht einfach ausfindig zu machen, welche Produkte mit welchem System arbeiten, da viele Vertreiber behaupten nach den Vorgaben Viktor Schaubergers und damit naturkonform zu arbeiten und keine technischen Nachweise über die Arbeitsweise ihrer Systeme liefern.

Allerdings hat uns der Enkel von Viktor Schauberger in einem persönlichen Austausch mitgeteilt, dass nur die von ihnen gefertigten Martin-Wasserwirbler nach den Maßstäben seines Großvaters gefertigt sein können. Alle anderen Systeme können nicht nach dem gleichen Prinzip arbeiten, da die Details von Schaubergers Forschungen niemals außerhalb der Familie gelangt sind. Lediglich die einfachen Hand-Wirbelgeräte, wie das Devajal und der Bio-Wasserwirbler können seinen Aussagen zufolge als naturkonform betrachtet werden, weil sie den in der Natur vorkommenden Wirbel auf natürliche Weise imitieren.

Anmerkung: Neben naturkonformen Bewegungsmustern wie dem Verwirbeln sind wohl auch andere Verfahren geeignet, um Wasser energetisch zu reinigen und zu strukturieren. Gute Ergebnisse liefern sicher auch Produkte entwickelt auf den Erkenntnissen der Wasserforscher Hacheney, Grander, Plocher oder auch der GIE-Wasseraktivator von Peter Gross u.a.. Sie arbeiten zum Teil mit Katalysatoren, Frequenzübertragung oder Magneten. Da wir bisher keines dieser Verfahren selbst getestet haben und uns das Imitieren von naturkonformen Bewegungsmustern am naturnahesten erscheint, konzentrieren wir uns in diesem Ratgeber auf Wasserbeleber, die mit der Kraft von Wirbelbewegungen arbeiten.

1. Systeme, bei denen man selbst Hand anlegen muss
a. Das Devajal

Der Name stammt aus dem Sanskrit und bedeutet auf deutsch so viel wie göttliches bzw. heiliges Wasser. Beim Devajal handelt es sich um ein nur 5 cm langes und 20 g schweres Rohrstück mit zwei Gewinden und einem Loch in der Mitte, das zum Aufdrehen auf Flaschen mit Schraubverschluss gedacht ist.

Damit werden zwei Flaschen miteinander verbunden, die jeweils mit ihrem Gewinde in das Devajal geschraubt werden. Eine der beiden Flaschen füllt man vorher zu etwa ¾ mit Wasser, die zweite Flasche bleibt leer.

Zum Wirbeln positioniert man beide Flaschen senkrecht, so dass die gefüllte Flasche sich oben befindet.

Nun greift man mit einer Hand die Mitte des Devajals und mit der anderen Hand die gefüllte Flasche oben am Flaschenboden. Durch kräftige kreisende Bewegungen versetzt man das Wasser in Rotation bis sich ein Wirbel bildet. Das Wasser fließt nun in wirbelförmigen Bewegungen aus der oberen Flasche in die untere. Dann dreht man die Flaschen um, so dass sich die gefüllte Flasche wieder oben befindet und startet die nächste Verwirbelung.

Diesen Vorgang sollte man mehrmals wiederholen (mindestens 6-mal) und im Idealfall währenddessen positive Affirmationen und Gedanken ins Wasser mit hinein wirbeln, um diesem direkt positive Informationen zu verleihen. Denn wie wir ja bereits erfahren haben, spricht verwirbeltes und damit lebendiges Wasser sehr gut auf Schwingungen und Informationen aller Art an. Gedanken wie Liebe, Dankbarkeit, Frieden, Gesundheit und Fülle sind sehr schöne Energien, die wir unserem Trinkwasser mitgeben können.

Übrigens ist der Devajal Wasservitalisierer geprüft und zertifiziert durch Dr. Masaru Emoto, der durch seine Kristallfotos von Wassertropfen berühmt wurde. Das Devajal ist in zwei Ausführungen erhältlich. Einmal aus einem BPA-freien Plastik für ca. 15 Euro und aus vergoldetem Kupfer für ca. 130 Euro. Laut Vertreiber reicht das aus Plastik hergestellte und deutlich günstigere Devajal vollkommen aus, um sein Trinkwasser zu beleben. Außerdem hat unser Freund Dr. Michael Scholze, Dipl. Physiker und Experte für Trinkwasseraufbereitung, uns darauf hingewiesen, dass Osmosewasser grundsätzlich nicht mit Kupfer oder Messing in Berührung kommen sollte, weil es in der Lage ist, diese Metalle zu lösen. Diese können dann als giftige Stoffe in unser Trinkwasser übergehen. Die Vergoldung des Devajals kann seiner Meinung nach zwar davor schützen, allerdings nur solange, bis sie sich durch Verschleiß aufgelöst hat. Wir raten daher sicherheitshalber zu dem günstigeren Modell aus Kunststoff, das aufgrund seiner Handlichkeit vor allem auf Reisen gute Dienste im Rahmen der Trinkwasseraufbereitung leistet.

Nachteil: Man muss zur Trinkwasserbelebung mit dem Devajal selbst Hand anlegen, das kostet Zeit, wenn auch nur wenige Sekunden (6-faches Wiederholen dauert ca. 1-2 Minuten). Zudem kann man mit 1-Literflaschen maximal 0,8 Liter Wasser auf einmal aufbereiten.

Andererseits hat die aktive Beteiligung am Wirbelprozess auch den Vorteil, dass man sein Trinkwasser mit persönlichen positiven Energien und Affirmationen informieren kann. So lässt sich die Zeit des Wirbelns zu einer kurzen Meditationen und bewusst gewählten positiven Gedanken nutzen.

Kostenpunkt: 15 bzw. 130 Euro, je nach Ausführung, wobei wir aus den oben genannten Anmerkungen nur die günstigere Version empfehlen

Achtung: Von einem Konkurrenzunternehmen des Devajals wurden wir darauf hingewiesen, dass sämtliche Glasflaschen, die industriell gefertigt werden, schwermetallbelastet sind, und man deshalb beim Verwirbeln mit solchen Flaschen die homöopathischen Informationen der Schwermetalle im Trinkwasser speichert. Ein Vertreiber des Devajals ist dieser Behauptung nach eigenen Angaben auf den Grund gegangen und hat uns vergewissert, dass seit einigen Jahren keine Schwermetalle mehr bei der Herstellung von industriell gefertigten Glasflaschen verwendet werden.

Unsere Erfahrung: Das Devajal war eines der ersten Geräte, das wir uns zum Wirbeln unseres Trinkwassers angeschafft haben. Beim ersten Ausprobieren waren noch zwei Freunde von uns dabei und wir konnten alle vier einen eindeutigen Unterschied zwischen dem nicht eingewirbelten Ausgangswasser und dem mit dem Devajal gewirbelten Wasser herausschmecken. Das gewirbelte Wasser war deutlich weicher, runder und einfach angenehmer zu trinken im Vergleich zum nicht gewirbelten Wasser.

Für uns also eindeutig Daumen hoch für das Devajal: Günstig im Preis, geprüft und zertifiziert von Dr. Masaru Emoto, tatsächliche, deutlich spürbare positive Wirkung. Für jeden, der selbst Handanlegen möchte und auf sein Budget achten muss, eine sinnvolle Lösung.

b. Der Bio-Wasser-Wirbler

Der Bio-Wasser-Wirbler des Wohlwollen Versands arbeitet nach der gleichen Funktionsweise wie das Devajal. Es wird also durch ein speziell angefertigtes Rohrstück ein naturkonformer Wirbel erzeugt. Der Unterschied zum Devajal besteht darin, dass beim Bio-Wasser-Wirbler nicht nur das Rohrstück geliefert wird, sondern auch die Behältnisse, in denen das Wasser verwirbelt wird. Diese werden aus nachweislich metallfreiem Glas und einer nach Herstellerangaben idealen Form und Größe gefertigt. Zudem ist der „Trichter", der den Wirbel erzeugt, in einen bestimmten Winkel gesetzt, der die Drehgeschwindigkeit des Wassers ebenfalls entscheidend positiv beeinflussen soll.

Leider gibt es im Internet kein frei zugängliches Vorführvideo, auf das wir an dieser Stelle hinweisen könnten.

Kostenpunkt je nach Modell und Ausstattung ca. 89-169 Euro

Unsere Erfahrung: Wir sahen den Bio-Wasser-Wirbler zum ersten Mal bei einem Interview der Lebensenergiekonferenz mit dem Wasserexperten Nadeen Althoff, der die Funktionsweise mit dem Bio-Wirbler darin kurz vorstellte. Wir waren sofort begeistert und haben uns auch dieses Gerät bestellt.

Inzwischen haben wir den Bio-Wasser-Wirbler ausgiebig getestet und können sagen, dass er funktioniert. Das Wasser schmeckt nach dem

Wirbeln deutlich angenehmer und weicher als vor der Anwendung. Die Ergebnisse sind vergleichbar mit denen des Devajals.

Fazit: Auch hier muss man, wie beim Devajal selbst Hand anlegen. Was für den einen eher ein Nachteil sein mag, ist für uns ein großer Vorteil, da wir so dazu angehalten werden, unsere Stimmung und unsere Gedanken mehrmals am Tag bewusst positiv auszurichten. Im Gegensatz zum Devajal kommen beim Bio-Wasser-Wirbler garantiert keine schadstoffbelastenden Materialien zum Einsatz. Allerdings ist der Bio-Wasser-Wirbler auch deutlich teurer als das Devajal in seiner günstigen Ausführung und zumindest wir konnten keine Unterschiede wahrnehmen im Vergleich zwischen Wasser, das mit dem Devajal und Wasser, das mit dem Bio-Wasser-Wirbler gewirbelt wurde.

Hinweis: Zwar nicht von uns getestet, aber vom Wirkungsprinzip gleich aufgebaut, ist die sogenannte Wytor Hyperbel. Mehr Infos dazu unter http://www.hyperbel.ch/

Und auch die sogenannte Aladin-Karaffe, in die das Wasser nach der Filterung gefüllt werden kann, soll nach Aussagen von Freunden eine überzeugende Wirkung haben. Wir selbst haben die Karaffe, die in verschiedenen Ausführungen im Handel verfügbar ist, allerdings noch nicht ausprobiert, werden dies bei Gelegenheit jedoch nachholen.

2. Integrierte Wirbel-Systeme

Wer keine Zeit hat bzw. eine weniger aufwendige Variante zum Wirbeln seines Trinkwassers sucht, könnte auf folgende Gerätschaften zurückgreifen.

a. Der Martin-Wasserwirbler

In Zusammenarbeit mit dem Sohn Viktor Schaubergers, Walter Schauberger, hat der Bauingenieur Wilhelm Martin das einrollende Wirbelungsprinzip (Implosionskraft) in die Praxis umgesetzt und ein kleines Wasserhahnvorsatzgerät entwickelt, das an den Wasserhahn oder die Dusche angeschraubt werden kann und dem durchlaufenden Wasser jene natürlichspiralige Bewegungsform verleiht, die wir in naturbelassenen Fluss- und Bachläufen vorfinden.

Bereits seit den 80er Jahren ist der damals entstandene „Original-Martin-Wasserwirbler" auf dem Markt. Es ist das einzige Gerät zur Wasserwirbelung, das nachweislich nach den Berechnungen Viktor Schaubergers gefertigt wurde.

Ein 5-minütiges Video über den Martin-Wasserwirbler gibt es hier:
https://www.youtube.com/watch?v=HU5NdiHf5Xs

Der Martin-Wasserwirbler wird direkt an der Küchenspüle an eine Armatur befestigt, am besten mit einem kleinen Kugelgelenk dazwischen. Er kann in Verbindung mit einem Handgriff auch in der Dusche oder Badewanne angebracht werden und soll für ein Duscherlebnis der besonderen Art sorgen. Angeschlossen an den Gartenschlauch verbessert er Berichten von Gärtnern zu Folge das Pflanzenwachstum.

Wichtig zu wissen ist, dass unter dem Martin-Wasserwirbler noch ausreichend Platz vorhanden sein muss, damit die große Wasserglocke (wie im Video zu sehen) entstehen kann. Außerdem gilt es zu bedenken, dass das Abfüllen in Flaschen wegen der Wasserglocke nicht direkt möglich ist. Das Wasser muss zunächst in einer ausreichend großen Schüssel aufgefangen werden.

Bitte beachten: Damit der Einwirbelungsvorgang noch stattfinden kann, muss das in den Hahn eintreffende Wasser eine bestimmte Durchlaufmenge von 6-8 Litern die Minute aufweisen. Das ist mit Osmose-Anlagen in Form einer Direct Flow Ausführung (Osmose-Anlage ohne Tank) nicht möglich, sondern nur mit herkömmlichen Untertischanlagen zu bewerkstelligen. Der Druck vor einer Filterung sollte bei 3,5 bis 4 bar liegen, damit die erforderliche Durchlaufmenge erreicht wird. Eventuell muss eine

Osmose-Anlage mit einer Druckerhöhungspumpe ausgestattet werden, damit der benötigte Druck erreicht wird.

Kostenpunkt ab 219 Euro

Unsere Einschätzung: Wir haben den Martin-Wasserwirbler bisher noch nicht getestet und konnten daher noch keine eigenen Versuche damit anstellen. Unseren Recherchen zufolge handelt es sich beim Martin-Wasserwirbler jedoch um ein wirklich brauchbares und kostengünstiges Gerät zur Wasservitalisierung.

Der einzige Grund, warum wir uns keinen solchen Wirbler angeschafft haben bzw. in naher Zukunft anschaffen werden, ist der, dass wir es bevorzugen beim Einwirbeln unseres Trinkwassers selbst Hand anlegen zu können. Für alle, die jedoch fertig aus der Leitung eingewirbeltes Wasser bevorzugen, ist der Martin-Wasserwirbler sicher eine sinnvolle Anschaffung. Auch für alle Gartenbesitzer ist der Martin-Wasserwirbler sehr zu empfehlen.

Einer unserer Leser hat sich inzwischen für die Variante Osmose-Anlage mit nachgeschalteter Mineralsierungskartusche und Martin-Wasserwirbler entschieden und sowohl bei ihm als auch bei den anderen Familienmitgliedern hat sich die Trinkmenge erhöht und alle fühlen sich absolut wohl mit dieser Entscheidung.

b. Der Bormia

Der Name Bormia stammt aus dem Keltischen und bedeutet so viel wie die große göttliche Mutter. Der Erfinder des Bormia Wasser-Wirblers Nadeen Althoff kommt aus der Getränkeherstellung und hat auf der Suche nach einem bestmöglichen Ausgangswasser für die Herstellung seiner Getränke dieses einzigartige System der Wasserbelebung entwickelt.

Anders als beim Martin-Wasserwirbler kommen beim Bormia beide Drehrichtungen zum Einsatz. Während der Martin-Wasserwirbler das

Wasser von oben betrachtet ausschließlich im Uhrzeigersinn dreht, wird das Wasser im Bormia gleichmäßig nach rechts und links gewirbelt. Laut Althoff soll das eine besonders effektive Wirkung auf das Wasser haben.

Auch in der Natur wird Wasser im Schnitt gleichmäßig rechts- und linkseingedreht. Auch das Herzkreislaufsystem arbeitet nach diesem Wechselwirbelprinzip. Während die linke Herzkammer einen linksdrehenden Impuls in die Arterien (also die Blutgefäße, die vom Herzen weggehen) sendet, wird das Blut über die Vene in einer Rechtsdrehung zurück zum Herzen geleitet.

Althoff ordnet die Linksdrehung als Ausdruck der Gravitation dem weiblichen, nährenden und versorgenden Prinzip zu, während er die Rechtsdrehung als Levitation dem männlichen, entsorgenden und erneuernden Prinzip zuordnet. Das Herz ist damit für ihn das Ursymbol eines harmonisch effizienten Zusammenarbeitens des männlichen und weiblichen Prinzips.

Der Bormia Wirbler ist bisher der einzige Wirbler, bei dem das Wasser, diese beidseitige rhythmische Links- und Rechtsdrehung vollführt. Hier wird das Wasser durch zwei spiegelgleiche Edelstahlspiralen befördert, die beide Wirbelrichtungen aufweisen. Erst durch dieses Zusammenspiel entstehe die sogenannte Nullpunktenergie, die dem Wasser seine belebende Eigenschaft zurückgebe, so Althoff.

Kostenpunkt ab ca. 690 Euro, zu beziehen über www.bormia.de

Unsere Einschätzung: Leider konnten wir bisher mit dem Bormia-Verfahren noch keine eigenen Versuche anstellen. Da der Bormia auch nicht gerade günstig ist, werden wir uns in absehbarer Zeit wohl auch keinen zu Testzwecken bestellen. Dennoch finden wir die Ausführungen Althoffs einleuchtend und sind einer Anschaffung generell nicht abgeneigt, wäre da nicht das Problem mit der Zwischenschaltung einer

Hört man sich bei der Konkurrenz um, so sind diese sich allerdings einig, dass die Links-Rechts-Eindrehung keinen entscheidenden Einfluss auf die Qualität des Wassers hat, weil es innerhalb eines Wirbels stets zu beidseitigen Kräften komme. Das sagen selbst Vertreiber des Devajals und des Bio-Wasser-Wirblers, bei deren Geräten eine beidseitige manuelle Eindrehung möglich ist. Allerdings würden manche Kunden es bevorzugen, ihr Wasser gleichmäßig in beide Richtungen einzudrehen, so die Vertreiber.

Bitte beachten: Damit der Bormia funktioniert, braucht das einfließende Wasser eine bestimmte Durchlaufgeschwindigkeit. Anders als beim Martin-Wasserwirbler reicht der Druck nach einer Filterung mit einer Umkehr-Osmose-Anlage nicht aus. Wer sich für das Bormia-Verfahren entscheidet, müsste daher auf eine andere Art der Filterung zurückgreifen oder ganz auf diese verzichten. Das ist für uns neben dem Preis der ausschlaggebende Grund erst einmal auf den Bormia zu verzichten, da uns die Filterung mit einer Umkehr-Osmose-Anlage nach wie vor als ideal erscheint.

Aufgepasst: Viele Vertreiber und Hersteller von Wasser-Wirblern sind der Ansicht, dass eine Filterung des Wassers grundsätzlich nicht nötig sei, da das Wasser schon allein durch das Wirbeln ausreichend gereinigt würde. Ihrer Ansicht nach reicht das Wirbeln des Leitungswassers vollkommen aus, um die Qualität der enthaltenen Stoffe, inklusive der Schadstoffe, derart zu verändern, dass sie positiv bzw. nicht schädlich auf unseren Körper wirken.

Fazit Wasserbelebung:
Wirbelbewegungen scheinen uns als das A und O, denn hier entscheidet

sich, ob das Wasser lebendig und damit nicht nur energetisch wertvoll, sondern auch von den Inhaltsstoffen verfügbar ist. Die Frage ist jedoch, vertraue ich einem der Anbieter für Wirbelsysteme, dass ihr System so zuverlässig ist wie die Natur? Ist ein Wirbelsystem wirklich in der Lage sämtliche Schadstoffe unschädlich zu machen?

Falls man nicht auf eine Reinigung verzichten möchte, bietet eine Osmose-Anlage die effektivste Möglichkeit reines Wasser herzustellen. Wichtig und unumgänglich ist dabei, das Wasser im Anschluss an die Reinigung noch mit zellverfügbaren Mineralien anzureichern und dann anschließend zu wirbeln.

Da uns das harmonische Links-Rechts-Wirbeln einleuchtet und man beide Drehrichtungen sowohl mit dem Devajal als auch mit dem Bio-Wasser-Wirbler manuell ausführen kann, weil man die Rotation sowohl in die eine als auch in andere Richtung erzeugen kann, halten wir beide Geräte auch aus dieser Hinsicht für empfehlenswert.

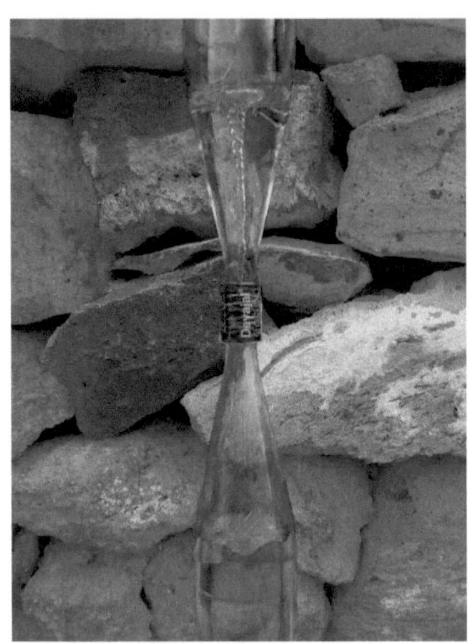

Devajal

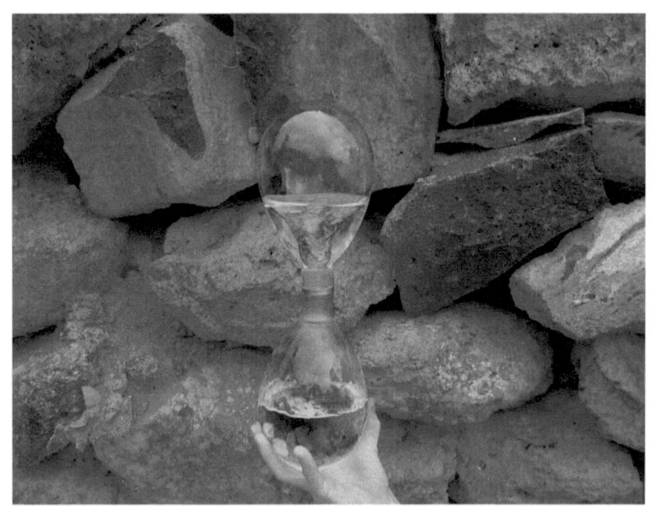

Bio-Wasser-Wirbler

Ein paar Worte zum Abschluss

Liebe Leserin, lieber Leser,

wir hoffen sehr, dass Ihnen dieser kleine Ausflug in die Welt des faszinierenden Wasserwesens gefallen hat und Sie neue Erkenntnisse für sich gewinnen konnten. Sie wissen nun, wieso Wassertrinken so wichtig für uns ist und dass gesundes Trinkwasser chemisch rein und biophysikalisch möglichst hexagonal strukturiert sein sollte.

Wir persönlich sind der Meinung, dass – falls das Abfüllen an einer artesischen Quelle nicht möglich ist – in der heutigen Zeit kein Weg an einer Umkehr-Osmose-Anlage oder einem Dampfdestillierer mit nachgeschaltetem Aktivkohlefilter vorbei führt. Denn unter dem Aspekt der Minimierung der Schadstoffbelastung gibt es zu diesen beiden Verfahren keine gleichwertigen Alternativen. Nach der Reinigung des Wassers durch eine Umkehr-Osmose-Anlage oder einen Dampfdestillierer sollte eine anschließende Anreicherung mit Mineralien und die Belebung durch den Wirbelvorgang (oder mittels eines anderen Verfahrens) nicht vernachlässigt werden.

Falls Ihnen diese Vorgehensweise ebenfalls einleuchtet und Sie Ihr Trinkwasser künftig ebenfalls auf diese Art und Weise aufbereiten möchten, gibt es unzählige Möglichkeiten. Sollte es möglichst preiswert sein, finden Sie mit ein wenig Recherche im Internet Dampfdestillierer bereits ab ca. 140 Euro. Kostengünstige Osmose-Anlagen gibt es schon ab 100 Euro. Der Nachteil bei solchen Angeboten ist, dass die Qualität in den meisten Fällen nicht sehr hochwertig ist und bei der Trinkwassergewinnung unverhältnismäßig viel Strom / Abwasser anfällt. Was auf den ersten Blick günstig und ökonomisch erscheinen mag, kann durch einen dauerhaft höheren Wasserverbrauch und häufigere Folgekosten durch Ersatzfilter ins Geld gehen.

Können Sie direkt etwas mehr Geld investieren, bekommen Sie für etwa 400 Euro schon eine richtig gute Anlage mit geprüfter Filter- und Membran-Qualität. Solch eine Anlage verbraucht weniger Wasser und die Filter halten länger. Sonderausstattungen wie Keimsperren, automatisches Spülungssystem oder automatisierte Überprüfung und Anzeige der Funktionsweise der Anlage in Form von elektrischen Displays haben natürlich ebenfalls ihren Preis.

Um Ihnen die Entscheidung unter der Vielzahl der angebotenen Möglichkeiten etwas leichter zu machen, haben wir im Anhang zusammengefasst, auf was es beim Kauf einer Umkehr-Osmose-Anlage aus unserer Sicht zu achten gilt. Denn für uns gilt dieses Verfahren nach wie vor als der Spitzenreiter bei der Trinkwasseraufbereitung, weil es im Vergleich zu einem Dampfdestillierer in der Regel ohne Strom auskommt und in kürzerer Zeit mehr Reinwasser produziert.

Wir wünschen Ihnen alles Gute bei Ihrem Weg zu dem für Sie idealen Trinkwasser! Bleiben Sie gesund,
Marion Selzer und Jens Sprengel von inspiriert-sein.de

P.S.: Falls auch nach dem Lesen des Buches noch Fragen offen geblieben sind, schreiben Sie uns jederzeit gerne eine Email an info@inspiriert-sein.de. Gemeinsam finden wir die für Sie ideale Form der Trinkwasserversorgung. Sollte Ihnen unser Ratgeber gefallen haben, freuen wir uns, wenn Sie ihn weiterempfehlen, uns Ihr Feedback per Email mitteilen oder über eine positive Bewertung auf amazon.

P.P.S.: Bitte beachten Sie, dass sich sämtliche Preisangaben in diesem Ratgeber nach den im ersten Halbjahr 2015 ermittelten Durchschnittspreisen richten. Eine Gewähr kann nicht übernommen werden. Durch die aktuellen Gegebenheiten am Markt können sich gerade die Preise für technische Gerätschaften sehr schnell verändern.

P.P.P.S.: Da immer wieder neue Gerätschaften und Vertreiber auf dem Markt erscheinen, haben wir aus Gründen der Aktualität bewusst auf die

Empfehlung konkreter Gerätschaften oder Vertreiber verzichtet. Aktuelle Kaufempfehlungen finden Sie daher nur auf unserer Seite:

www.inspiriert-sein.de oder per Anfrage an info@inspiriert-sein.de.

www.inspiriert-sein.de

**Das Gesundheits- und Entwicklungsportal
rund um die Themen:**

Aktivierung der Selbstheilungskräfte, Verjüngung,
Kommunikation, Abnehmen, Bewegung, gesunde
Ernährung, Bewusstsein u.v.m.

Anhang

I. Artesisches Quellwasser – Diese Quellen gibt es

Die folgende Tabelle zeigt, unter welchen Bezeichnungen artesisches Quellwasser fertig abgefüllt in Glasflaschen im Handel gekauft werden kann. Eine Garantie auf Vollständigkeit kann nicht übernommen werden.

Name	St. Leonhards Quelle	Hornberger Lebensquell	Lauretana	Plose	Piñeo
Herkunftsland	Deutschland	Deutschland	Italien	Italien	Spanien
Lage der Quelle	am Fuß der bayerischen Alpen in Stephanskirchen in einem Landschaftsschutzgebiet an zwei unterschiedlichen Quellorten: im idyllischen Bad Leonhardspfunzen und in Ruhpolding (Chiemgau)	im Gebiet des Kapfwaldberges mitten im Naturpark Schwarzwald Mitte/Nord in 850 Metern Höhe,	Grenze Schweiz-Italien Monte Rosa Massiv auf 1.050 Meter	in den Hochalpen in Merano in Südtirol auf 1.830 Meter in unmittelbarer Nähe des Naturparks Puez-Geisler	in den katalanischen Pyrenäen auf 1.300 Meter
gelöste Stoffe	549mg/l	41 mg/l	14 mg/l	25,5 mg/l	172 mg/l
Bezugsquelle	Naturkostladen, Reformhaus, Getränkehandel	Naturkostladen, Bioladen	Naturkostladen, Reformhaus	Bioläden und Reformhäuser	Gastronomie, Naturkostladen, Reformhaus

Sorte und Preis pro Li- ter*	Quelle St. Georg u. St. Leonhard still/medium 0,80 - 1,10 € Vollmondab- füllung 1,60 -1,80 € Lichtquelle 0,85 - 1,15 € Sonnenquelle 1,10 - 1,40 €	1,39 €	1,34 €	1,54 €	1,90 € still und mit Koh- lensäure sowie Vollmonda bfüllung
Sons- tiges	wird enteist, aber ohne Ozon son- dern scho- nend mit Quarzfilte- rung wird druck- los und nur in Glas abge- füllt	unbehandelt, ohne Druck befördert und abgefüllt wird nur in Glas abgefüllt	geringster Mineralstoff gehalt; gilt als das „leichteste Wasser Eu- ropas; er- hältlich in PET und Glasfla- schen; drucklos ab- gefüllt, nicht mit Ozon behandelt	an der Quelle wird das Wasser nur ge- lenkt, nicht mechanisch befördert, und ohne Pump-Vor- richtungen zur Ab- füllanlage geleitet.	in PET und Glasfla- schen abge- füllt
Weitere Infos www.	st-leonhards- quelle.de	hornberger- lebensquell.de	lauretana.de	ploseminer alwasser.de	pineo.com

* Preise ohne Gewähr, ermittelt im März 2015

Auch bei der Marke **Levico** handelt es sich um ein hochwertiges artesisches Quellwasser, das aus den Trentiner Alpen auf 1.660 Metern Höhe, in Italien stammt. Es enthält 39 mg gelöste Stoffe pro Liter. Leider ist es nur in Restaurants und anderen Bereichen der Gastronomie erhältlich. Mehr Infos unter www.levicoacque.de

Weitere Arteser Quellen*, die im Handel allerdings nur in Plastikflaschen abgefüllt angeboten werden, und daher nur zur Eigenabfüllung geeignet sind (denn Plastik hat eine negative Wirkung auf lebendiges Wasser), sind:

→ **Saskia Quelle** im saarländischen Kirkel (Deutschland), *Silbersandquelle* ist eine artesische Quelle im Wald zwischen Kirkel-Neuhäusel und Furpach. Charakteristisch ist der silberne Sand, aus dem das Wasser herausgepresst wird; gelöste Stoffe 39 mg/l; erhältlich in LIDL-Filialen

ACHTUNG: Abfüllung von verschiedenen (auch nicht artesischen) Quellen möglich, daher auf den Zusatz Kirkel achten!

→ *Spa* **Reine in** Reine, Hohes Venn, Ardennen, Belgien, gelöste Stoffe 33 mg/l

→ **Pirin-Quellwasser** Bulgarien Nationalpark Pirin, auf 1.470 Meter; erhältlich in Naturkostladen, Reformhaus, Getränkehandel

→ **Valon**, Frankreich, Vogesen

→ **Mont Roucous Quellwasser** und **Rosée de la Reine Quellwasser** aus dem französischen Naturschutzgebietes des Haut Languedoc, auf 927 Meter; erhältlich im Reformhaus

→ **Bernina Quellwasser**: Quellort: Aurosina Quelle in Piuro, Italien auf 625 m Höhe, erhältlich in REWE Filialen

→ **Glaciar Quellwasser**: Quellort: Naturschutzgebiet Serra da Estrela (Sternenberge) in Manteigas, Portugal, gelöste Stoffe 16 mg/l

Keine Gewähr auf Vollständigkeit!!!

II. Umkehr-Osmose-Anlage:
Tipps für die Kaufentscheidung

1. Vor dem Kauf einer Umkehr-Osmose-Anlage bitte bedenken
Umkehr-Osmose-Anlagen sind praktisch. Sie werden an die Wasserleitung zu Hause angeschlossen und schon steht Ihnen nahezu 100 % reines und sauberes Wasser zur Verfügung. Bei der heutigen Leitungswasserqualität stellt die Trinkwasseraufbereitung mittels Umkehr-Osmose eine wirklich bequeme, praktische und äußerst kostengünstige Möglichkeit dar, um ein reines Trinkwasser zu erhalten.

Dennoch gibt es ein paar Aspekte, die vor der Anschaffung einer solchen Anlage bedacht werden wollen.

a. Anschaffungskosten
Die Anschaffungskosten für eine Umkehr-Osmose-Anlage können, je nach Qualität, Sonderausstattung und Vertriebsweg (Provisionshöhe der Verkäufer) ganz schön ins Geld gehen. Wer nicht gerade auf Billigware setzt, muss für gute Qualität schon ein paar Hundert Euro hinlegen. Die günstigsten uns bekannten Umkehr-Osmose-Anlage mit einer guten Qualität kosten 350-500 Euro aufwärts.

Obwohl sich eine solche Investition im Vergleich zum Kauf von Flaschenwasser sehr schnell auszahlt, müssen die Kosten für die Erstanschaffung beim Kauf einer Umkehr-Osmose-Anlage natürlich gut kalkuliert werden.

b. Wartungsaufwand und Wartungskosten
Man sollte sich darüber im Klaren sein, dass es allein mit der Anschaffung der Anlage nicht getan ist. Eine Umkehr-Osmose-Anlage benötigt zwar keine großen Wartungsarbeiten, sollte allerdings dennoch gepflegt werden, wozu in erster Linie ein Wechsel der Filter 1-2-mal pro Jahr gehört.

Achten Sie beim Kauf einer Anlage darauf, dass Sie den Filterwechsel ganz einfach selbst vornehmen können und dabei nicht Ihren Garantieanspruch verlieren. Besonders einfach geht der Filterwechsel bei sogenannten Quick-Change-Anlagen, bei denen sich die Filter, wie der Name schon vermuten lässt, im Handumdrehen in wenigen Sekunden austauschen lassen. Allerdings sind hier die Kosten für die Anschaffung der Filter etwas teurer.

Alle drei bis fünf Jahre sollte auch die Umkehr-Osmose-Membran, das Herzstück der Osmose-Anlage ausgetauscht werden. Auch hierzu ist kein großes handwerkliches Geschick nötig und der Wechsel kann in Eigenregie durchgeführt werden.

Die regelmäßig anfallenden Folgekosten für die Filter betragen pro Jahr zwischen 30-80 Euro und für die Membran ungefähr 60-90 Euro alle 3-5 Jahre. Obwohl Wartungsarbeiten und Folgekosten relativ gering ausfallen, gilt es das ebenfalls zu kalkulieren, wobei dies im Vergleich zum regelmäßigen Kauf und Transport von Flaschenwasser kaum ins Gewicht fällt!

> ### Interessant zu wissen: Osmose-Wasser und gekauftes Flaschenwasser: Was ist günstiger?
>
> Wer über die Anschaffung einer Umkehr-Osmose-Anlage nachdenkt, macht sich natürlich auch Gedanken um den finanziellen Aspekt. Lohnt sich der Kauf einer Osmose-Anlage überhaupt im Vergleich zum Kauf von Flaschenwasser? Wie teuer ist Osmosewasser unter Berücksichtigung von Anschaffungs- und Betriebskosten einer Anlage? Und wie viel kostet ein Liter Osmosewasser?
>
> Unsere Beispielrechnung zeigt, ob sich eine Trinkwasseraufbereitung mittels Umkehr-Osmose-Anlage finanziell betrachtet überhaupt lohnt.

Das kostet Osmosewasser

Für unsere Beispielrechnung gehen wir von folgenden Durchschnitts-kosten für Anschaffung und Betrieb einer Umkehr-Osmose-Anlage und einer Lebensdauer der Anlage von 5 Jahren aus (in der Regel halten Umkehr-Osmose-Anlagen deutlich länger):

- Anschaffungskosten für ein Modell der mittleren Preisklasse: 500 Euro

- jährliche Betriebshaltungskosten für Filter und Membran: 80 Euro

- Abwasser-Reinwasser-Verhältnis: 4:1 (das heißt für ein Liter Osmosewasser werden insgesamt 5 Liter Leitungswasser ver-braucht, durch das Anbringen einer nicht vom Strom abhängi-gen Permeatpumpe kann dieses Verhältnis auf bis zu 2:1 ge-senkt werden)

- täglicher Trinkwasserbedarf für einen Haushalt: ungefähr 10 Liter (das macht also einen Wasserverbrauch von 50 Liter, wenn für ein Liter Trinkwasser, vier Liter Abwasser anfallen)

- durchschnittlicher Preis pro Kubikmeter Leitungswasser 4 Euro (kostet in vielen Gegenden weniger, in einigen etwas mehr)

Das macht in 5 Jahren 500 Euro für die Anschaffung + (80 Euro mal 5 Jahre) 400 Euro Ersatzmaterial = **900 Euro**.

In 5 Jahren verbraucht der Haushalt zudem 10 Liter mal 365 Tage mal 5 Jahre mal 5 (weil auf ein Liter gefiltertes Wasser ja 4 Liter Ab-wasser kommen) also: 10 x 365 x 5 x 5 Liter Wasser = 91.250 Liter oder aufgerundet 100.000 Liter und damit 100 Kubikmeter Wasser in 5 Jahren.

Die Wasserkosten für den Betrieb der Umkehr-Osmose-Anlage in den 5 Jahren belaufen sich also auf **400 Euro** (100 Kubikmeter Leitungswasser mal 4 Euro).

Kosten insgesamt: 900 Euro + 400 Euro = 1300 Euro in 5 Jahren

Das kostet 1 Liter Osmosewasser

Insgesamt hat die Familie in den 5 Jahren aufgerundet 100.000 Liter Leitungswasser verbraucht. Ein Fünftel davon also 20.000 Liter wurden durch die Osmose-Anlage gefiltert. 20.000 Liter Osmosewasser kosteten demnach also 1300 Euro.

Entsprechend kostete 1 Liter:

1300 Euro : 20.000 = 130000 Cent : 20.000 = 13:2 = 6,5 Cent.

Ein Liter Osmosewasser kostet also im Schnitt lediglich 6,5 Cent! Und das mit mittelpreisig bis hoch angesetzten Anschaffungs- und Betriebshaltungskosten!!!

Da kann selbst das billigste Wasser vom Discounter nicht mithalten!

Kosten-Vergleich beim Kauf von Flaschenwasser:

Würde die Familie ihr Trinkwasser kaufen, kostete das bei einem Bedarf von 10 Litern am Tag und einem Preis pro Liter von nur 50 Cent 5 Euro. Das sind in 5 Jahren: 5 x 365 x 5 = 9125 Euro!!

Selbst bei Billigwasser unterhalb von Discounterpreisen von 10 Cent pro Liter, also 1 Euro pro Tag, macht das in 5 Jahren **1825 Euro!**

Für richtig gutes Flaschenwasser müssen Sie sogar mit mehr als 1 Euro pro Liter rechnen und damit in 5 Jahren mehr als **18.000 Euro** ausgeben.

Fazit: Anschaffungs- und Betriebskosten einer Umkehr-Osmose-Anlage mögen zwar auf den ersten Blick als Nachteil erscheinen, schneiden aber im Vergleich mit den Kosten für den Kauf von Flaschenwasser deutlich besser ab. Zudem entfällt der Aufwand wie die Fahrzeit zum Geschäft oder das Kistenschleppen!

c. Eine Umkehr-Osmose-Anlage will installiert werden

Herkömmliche Untertischgeräte müssen, wie die meisten anderen Filtersysteme auch, vor ihrer Verwendung an das Wasserleitungssystem angeschlossen werden. Der Zulauf der Anlage muss an die Wasserleitung angeschlossen werden und der Abwasserschlauch ins Abflussrohr geleitet werden. Das sind an sich keine allzu komplizierten Vorgänge, aber wer sich mit solchen handwerklichen Arbeiten überhaupt nicht auskennt, ist leicht überfordert. Hier hilft es dann nur die Dienste eines Handwerkers in Anspruch zu nehmen, der die Umkehr-Osmose-Anlage anbringt, und das kostet natürlich zusätzlich.

Die gute Nachricht: Jeder, der handwerklich ein bisschen Geschick und Erfahrung hat und in der Lage ist, eine Waschmaschine oder Spülmaschine anzuschließen, dem gelingt auch die Montage einer Umkehr-Osmose-Anlage. Die meisten Hersteller sind bemüht verbraucherfreundliche Geräte zu entwickeln, die sich nahezu kinderleicht anschließen lassen.

Gut zu wissen: Eine Alternative zu Untertischgeräten sind sogenannte Auftischgeräte, die nicht an die Frisch- und Abwasserleitung angeschlossen werden und damit keine Installation benötigen. Diese werden allein mit Strom betrieben. Allerdings sind solche Anlagen nicht nur deutlich teurer, sondern bringen auch andere Nachteile, wie Sie gleich nachlesen können.

d. Eine Umkehr-Osmose-Anlage benötigt Platz

Die Umkehr-Osmose-Anlage samt Filter und dem eventuell vorhandenen Vorratstank muss auch irgendwo untergebracht werden. Das ist dann meistens im Schrank unter der Spüle – nicht gerade der Traum vieler Hausfrauen bzw. Hausmänner.

Der Platz für eine komplette Umkehr-Osmose-Anlage beträgt ca. 20 x 50 x 40 cm für die Filter und ca. 30 x 30 x 30 cm für den Tank. Auch viele Auftischmodelle sind nicht gerade klein und verlangen entsprechend

Stellplatz auf einer Ablage. Am platzsparendsten sind sogenannte Direct-Flow- oder Fresh-Water-Anlagen, die ohne Tank auskommen, aber dafür etwas teurer in der Anschaffung sind.

Die meisten Umkehr-Osmose-Anlagen verfügen über einen separaten Wasserhahn, damit das gefilterte Wasser nicht mit dem ungefilterten Leitungswasser in Kontakt kommen kann. Dazu wird der mitgelieferte zweite Wasserhahn neben dem normalen Wasserleitungshahn an der Spüle angebracht. Das erfordert ebenfalls Platz, zudem muss ein zusätzliches Loch für den zweiten Hahn in die Spüle gebohrt werden, was schon manch einen vor der Installation einer Umkehr-Osmose-Anlage abgeschreckt hat.

Für wen das ein Ausschlusskriterium ist, nun die gute Nachricht: Inzwischen gibt es Aufsätze, sogenannte Drei-Wege-Hähne, die mit einem Schraubgewinde ganz einfach am Ende des Leitungshahns aufgeschraubt werden und mit einem kleinen Kugelhahn ausgestattet sind. Damit lässt sich entscheiden, ob normales Leitungswasser oder gefiltertes Osmosewasser aus dem Wasserhahn kommt. So entfällt die Anbringung eines Zweithahnes.

Allerdings nimmt das gereinigte Osmosewasser (Permeat) dann immer auch den Weg, den auch das normale Leitungswasser zurücklegt, so dass Verunreinigungen können nicht ausgeschlossen werden können. Oft sind solche Hähne technisch auch nicht ausgereift und werden mit der Zeit undicht. Außerdem sollte darauf geachtet werden, dass Hähne, durch die das gefilterte Wasser fließt, im Inneren mit neutralen Materialien, wie z. B. einem hochwertigem Kunststoff, ausgestattet sind, die keine Fremdstoffe ins Wasser abgeben. Denn das gefilterte Wasser ist hoch rein und damit auch sehr aufnahmefähig. Bei herkömmlichen Metallarmaturen besteht dann die Gefahr, dass Metallionen wie Nickel oder Chrom ins Wasser gelangen.

e. Trinkwasserproduktion braucht Zeit

Damit aus gewöhnlichem Leitungswasser sauberes Trinkwasser entsteht, wird das Leitungswasser mit Druck durch die Filter und die Membran der Umkehr-Osmose-Anlage gepresst. In der Regel reicht der bereits vorhandene Wasserdruck in der Leitung aus, manchmal wird aber auch eine Druckerhöhungspumpe benötigt. Bei diesem Vorgang gelangen nur reine Wassermoleküle durch die Membran, der Rest des Wassers wird wieder zurück gespült. Das braucht seine Zeit.

Im Schnitt produziert eine durchschnittliche Umkehr-Osmose-Anlage ca. 1 l Trinkwasser in 5-10 Minuten. Das kann ganz schön lange sein, wenn man durstig ist oder auf einen Schlag eine größere Menge Wasser benötigt.

Daher verfügen die meisten Systeme über einen sogenannten Vorratstank von ca. 6-12 Litern. Dadurch hat man dann immer ausreichend gefiltertes Osmosewasser zur Verfügung, das man dem Tank schnell entnehmen kann. Allerdings hat die Verwendung eines Tanks gewisse Nachteile, auf die wir gleich noch zu sprechen kommen. Alternativ dazu könnte man auch auf eine Direct-Flow-Anlage zurückgreifen, die ohne Tank auskommt. Eine im Vergleich leistungsfähigere Membran sorgt hier für eine höhere Durchflussgeschwindigkeit und erreicht damit eine Produktionszeit von ein Liter Osmosewasser in circa eine Minute.

f. Wasserverbrauch

Die Produktion des Trinkwasser mittels einer Umkehr-Osmose-Anlage benötigt nicht nur Zeit, sondern auch relativ viel Wasser. Um 1 Liter gereinigtes Trinkwasser zu erhalten werden, je nach Anlage, 4-10 Liter Wasser benötigt. Damit die Fremdstoffe, die von der Membran ausgefiltert werden, sich nicht an der äußeren Hülle der Membran ablagern und diese verstopfen, müssen sie durch zusätzliches Spülwasser entfernt werden. Bei herkömmlichen Umkehr-Osmose-Anlagen fallen dadurch auf 1 Liter gefiltertes Trinkwasser ca. 3-9 Liter Abwasser an.

Mithilfe von speziellen Pumpen, sogenannten Permeatpumpen, die ohne Strom auskommen, sondern allein durch den Wasserdruck betrieben werden, kann dieses Verhältnis bei Anlagen, die mit einem Tank ausgestattet sind, jedoch erheblich reduziert werden, so dass auf 1 Liter gereinigtes Trinkwasser nur noch 2 Liter Abwasser kommen.

Wem das aus ökologischen Gesichtspunkten betrachtet immer noch zu viel erscheint, sollte bedenken, dass beim Kaufen von Flaschenwasser die Umwelt durch den Beschaffungsprozess, die Herstellung von Behältnissen, Fahrt- und Transportkosten usw. nicht unerheblich belastet wird, und es sich bei dem anfallenden Abwasser beim Betrieb einer Umkehr-Osmose-Anlage nicht um verschmutztes Wasser handelt. Es werden ja nur Stoffe zurückgeleitet, die sich bereits im Leitungswasser befinden und keine zusätzliche Verschmutzung produziert.

Wer den Mehraufwand nicht scheut, kann das Abwasser auch auffangen und anderweitig, z. B. zum Blumengießen oder für die Toilette, benutzen. Das ist zwar etwas aufwendiger, aber sicher die umweltfreundlichste Lösung.

2. Welche Umkehr-Osmose-Anlage kaufen?

Wenn Sie die oben genannten Aspekte gut durchdacht haben und sich dazu entscheiden, eine Umkehr-Osmose-Anlage anzuschaffen, stehen Sie vor der Frage, welches Modell das Richtige ist. Die Auswahl ist inzwischen riesig und die Unterschiede sind für Laien nur schwer zu erkennen.

Auf dem Markt finden wir Umkehr-Osmose-Anlagen mit oder ohne Tank, mit und ohne Druckerhöhungspumpe, mit oder ohne integrierter Permeatpumpe, mit unterschiedlichen Vor- und Nachfiltern, mit Aktivkohleblock- oder Aktivkohlegranulatfilter, mit oder ohne Keimsperre, zudem existieren Unter- oder Auftischgeräte, Quickchange-Anlagen oder herkömmliche Systeme, Umkehr-Osmose-Anlagen für Aquarien, für das ganze Haus oder nur für den Küchenanschluss. Die Auswahl ist riesig und genauso riesig sind auch die Qualitäts- und Preisunterschiede.

Kleine Einweg-Osmose-Anlagen für die Reise sind zum Teil schon ab 69 Euro oder weniger erhältlich, andere Firmen bieten Umkehr-Osmose-Anlagen für den Hausgebrauch für einen stolzen Preis von 1500.- oder mehr an. Bei der riesigen Auswahl an verschiedenen Modellen und unterschiedlichen Preisklassen ist es für den interessierten Verbraucher gar nicht so einfach sich zurecht zu finden und die passende Osmose-Anlage für die eigenen Ansprüche zu finden.

Daher anbei ein paar Tipps für die Kaufentscheidung:
a. Auftisch- oder Untertischanlage?
Auftischanlagen werden, wie der Name bereits verrät, auf einer Ablage in der Küche platziert, während Untertischanlagen im Regelfall unter der Spüle an das Wasserleitungssystem angebracht werden müssen.

Bei Auftischanlagen entfällt eine Anbringung an einen Wasser- und Abwasseranschluss, für den Betrieb müssen die Anlagen lediglich ans Stromnetz angeschlossen werden. Das nötige Wasser muss immer wieder nachgefüllt werden. Auftischanlagen verursachen also Stromkosten und sind aufwendig in der Handhabung. Dafür können solche Anlagen überall hin mitgenommen werden.

Für den Betrieb von Untertischanlagen wird im Allgemeinen kein Strom benötigt, weil sie mit dem Leitungsdruck arbeiten. Nur, wenn dieser unter 2,8 Bar liegt, wird eine elektrische Druckerhöhungspumpe gebraucht. Das Auffüllen und Entleeren der Auffangbehältnisse, wie es bei den Auftischanlagen notwendig ist, entfällt bei den Untertischanlagen.

Der entscheidende Grund, weshalb Untertisch-Systeme deutlich verbreiteter sind, liegt jedoch vermutlich in den erheblichen Preisunterschieden. Auftischanlagen sind in der Regel deutlich teurer als Untertisch-Anlagen.

	Vorteile	Nachteile
Auftisch-geräte	→ keine Installation nötig → portabel, kann also auch auf (Cam-ping-)Reisen mitgenommen werden, aufgrund ihrer Größe aber nicht für Reisen geeignet, bei denen man nur begrenzt Gepäck mitnehmen kann, kleinere (und sehr kostengünstige) Reiseanlagen sind für solche Zwecke empfehlenswerter	→ verursacht Stromkosten → verursacht Geräusche während des Betriebs → erfordert Platz im sichtbaren Bereich → teurer → oft Spezialfilter nötig, die an bestimmte Hersteller binden → Auffüllen bzw. Entleeren der Behältnisse (ist also unpraktisch)
Untertisch-geräte	→ günstig → nicht sichtbar, außer eventuell 2. Wasserhahn → im Regelfall stromunabhängig → in der Regel genormte Filter und Ersatzteile	→ Installation nötig → erfordert Platz unterhalb der Spüle

b. Direct-Flow-Anlage oder Umkehr-Osmose-Anlage mit Tank?

Bei den Untertischgeräten unterscheidet man zwischen herkömmlichen Modellen mit Tank und den sogenannten Direct-Flow-Anlagen, auch als Fresh-Water-Systeme bezeichnet.

Wie wir eben bereits verdeutlicht haben, wird bei einer Umkehr-Osmose-Anlage das Leitungswasser mittels Druck durch Filter und die Membran gepresst. Dabei gelangen nur die kleinen Wassermoleküle durch die feinen Poren der Umkehr-Osmose-Membran, so dass wir nach der Membran fast 100 % reines Wasser haben. Schadstoffe und andere Fremdstoffe werden fast komplett von der Membran abgehalten und fließen zusammen mit Spülwasser zurück ins Abwasser. Die Herstellung von Osmosewasser ist ein technisch-physikalischer Prozess, bei dem die H_2O-Moleküle von nahezu allen anderen Stoffen, die vorher im Leitungswasser enthalten waren, getrennt werden.

Da die Leistungsfähigkeit der Membrane früher noch begrenzt war und daher die Herstellung von einem Liter Permeat (Osmosewasser) ca. 3-5 Minuten in Anspruch nahm, hat man die Anlagen mit einem sogenannten Vorratstank ausgestattet. Damit der Verbraucher bei solchen Systemen also nicht unnötig lange auf sein Trinkwasser warten muss, wird das gefilterte Wasser in einem 6-12-Liter großen Tank aufgefangen, so dass es jederzeit zum Abzapfen bereit steht. Inzwischen gibt es auch leistungsfähigere Membrane, die das Wasser schneller filtern. Bei sogenannten Direct-Flow- oder Fresh-Water-Systemen ist ein Tank damit überflüssig geworden.

Die Nachteile von Anlagen mit Tank

Bei Edelstahl- oder Kunststofftanks ist das Innere des Tanks in der Regel mit einer Blase aus Gummi oder Kautschuk ausgestattet, in der das Wasser aufgefangen wird, so dass nicht ausgeschlossen ist, dass Stoffe des Materials ins Reinwasser gelangen. Bei Tanks aus Emaille, also einem Material höchster Güte, gibt es keine Auffangblase im Inneren, so dass das Wasser direkt mit der Tankinnenseite in Berührung kommt. Hier ist es allerdings schon vorgekommen, dass das Innere des Tanks verrostete und damit unerwünschte Stoffe ins gefilterte Wasser gelangten.

Ein weiterer Nachteil bei einer Anlage mit Tank ist die Vermischung von frischem mit abgestandenem Wasser. Denn, wenn immer nur Wasser für den aktuellen Bedarf entnommen wird und der Tank dabei nicht vollständig geleert wird, vermischt sich frisch produziertes Osmosewasser mit bereits abgestandenem Wasser, das schon etwas älter ist. Dadurch können sich sowohl Geschmack als auch Qualität des Wassers verschlechtern.

Auch das Abwasser-Osmosewasser-Verhältnis leidet, wenn man immer nur kleine Mengen aus dem Tank entnimmt. Da die Umkehr-Osmose-Anlage gegen den im Tank vorherrschenden Druck arbeiten muss, geht bei einem fast gefülltem Tank und einem entsprechend hohen Gegendruck mehr Wasser verloren. So kann der Abwasserverbrauch für die Herstellung von einem Liter Osmosewasser von nur etwa 2-4 Liter auf bis zu 12 Liter anwachsen, wenn der Tank fast voll ist! Dieses Problem kann jedoch durch die Anbringung einer Permeatpumpe gelöst werden, die dafür sorgt, dass das Verhältnis von Abwasser zu Permat konstant bei etwa 2:1 liegt.

Zudem bietet der geschlossene, dunkle Tank ideale Bedingungen für die Ansiedlung von Algen und Keimen. Bei einer Umkehr-Osmose-Anlage mit Tank ist deshalb die Verkeimungsgefahr erhöht. Falls Sie sich für eine Variante mit Tank entscheiden, sollten Sie ihn täglich einmal oder zumindest 3-4-mal pro Woche ganz entleeren. Das überschüssige Wasser können Sie dann in Glasflaschen auffangen und für den täglichen Trinkbedarf verwenden.

Der entscheidende Nachteil einer Umkehr-Osmose-Anlage mit Tank ist jedoch der, dass das erste gefilterte Wasser nach einer Nichtbenutzung der Anlage (z. B. am Morgen nach dem Aufstehen) nicht einfach weggeschüttet werden kann. Denn die ersten 300-400 ml produziertes Osmosewasser enthalten deutlich mehr Rückstände als das Wasser, das anschließend die Anlage verlässt. Während man bei einer Direct-Flow-Anlage das erste gefilterte Wasser einfach auffangen und wegschütten kann, ist das bei einer Anlage mit Tank nicht möglich, da das Wasser ja direkt in den Tank fließt. Es wäre zwar denkbar, die erste Tankladung sowie einen Teil der zweiten Füllung am Morgen oder nach einer Nichtbenutzung der Anlage wegzuschütten, das würde sich jedoch in einem steigenden Wasserverbrauch bemerkbar machen.

Sind Direct-Flow-Anlagen die Lösung?
Bei all den genannten Nachteilen könnte man denken, dass sogenannte Direct-Flow-Anlagen, bei denen das Osmosewasser direkt abgezapft und nicht in einem Tank gesammelt wird, eine bessere Alternative darstellen. Selbst, wenn hier das Risiko einer Verkeimung geringer ist, das Abwasser-Reinwasser-Verhältnis konstant niedrig bleibt und die Möglichkeit be-

steht, das erste und damit verschmutztere Wasser am Morgen abzufangen und wegzuschütten, haben auch Direct-Flow-Anlagen ihre Nachteile.

Direct-Flow-Anlagen zeichnen sich unter anderem dadurch aus, dass der Filtervorgang sehr zügig vonstatten geht. Deshalb kommen hier leistungsfähigerer Membranen zum Einsatz, die in der gleichen Zeit mehr Osmosewasser herstellen, als die leistungsschwächeren Membranen, wie sie bei herkömmlichen Anlagen mit Tank eingesetzt werden.

Typischerweise werden bei Direct-Flow-Anlagen Membranen mit Tagesleistungen von 300 GPD bis 400 GPD verwendet, die am Tag bis zu 1200-1500 Liter Osmosewasser herstellen können, das entspricht etwa 1 Liter pro Minute. Dieser vermeintliche Vorteil hat jedoch den Nachteil, dass die Schadstoffe deutlich schlechter abgehalten werden können, als bei weniger leistungsstarken Modellen.

> **Gut zu wissen:** Während leistungsschwächere Membranen von 75-100 GPD im Schnitt 95 % aller Fremdstoffe aus dem Wasser filtern, kommen Membranen mit 200-300 GPD aus Direct-Flow-Anlagen oft nur auf eine Rückhaltequote von etwa 90 %! Unschlagbar in der Filterleistung ist nach Aussagen des Dipl. Physikers und Experten für Umkehr-Osmose-Anlagen Dr. Michael Scholze die DOW Filmtec 75 GPD Membran vom Typ BW60-1812-75.

Darüber hinaus kann die geringe Abwassermenge auch die Lebensdauer der Membran verkürzen. Denn bei der Produktion von Osmosewasser lagert sich auf der äußeren Schicht der Membran ein Schmutzfilm der herausgefilterten Fremdstoffe ab, der, je weniger Wasser zum Spülen zur Verfügung steht, umso schlechter abgespült wird. Die Membran einer Direct-Flow-Anlage muss daher unter Umständen öfter gewechselt werden. Ein Kostenpunkt, der berücksichtigt werden sollte.

Unser Tipp: Wählen Sie entweder eine Direct-Flow-Anlage mit einer Membranen von nur 100 GPD oder klemmen Sie ganz einfach den Tank von einer herkömmlichen Anlage ab. Auch wir nutzen eine einfache Anlage mit Tank, den wir jedoch nicht angeschlossen haben. Ein- bis zweimal am Tag füllen wir die von uns benötigte Trinkwassermenge ab, nachdem wir die ersten 300-400 ml haben weglaufen lassen und fangen dann das gefilterte Wasser ganz einfach in Glasbehältnissen auf, in denen sich bereits Shungit-Steine befinden. Das ist zugegeben etwas unpraktisch, allerdings eine sehr kostengünstige Lösung.

Also noch einmal als Fazit:

Entweder eine Anlage mit Tank kaufen und den Tank nicht anschließen (Vorteil günstig, Nachteil unpraktisch) oder eine Direct-Flow-Anlage mit einer Membran von nicht mehr als 100 GPD nehmen bzw. lassen Sie sich vom Verkäufer bestätigen, dass die Anlage in der Lage ist, eine Rückhaltequote von 90 % zu erreichen und vereinbaren Sie bei Nichteinhaltung dieses Versprechens ein Rückgaberecht. Mit einem TDS-Messgerät, das Sie für 20-40 Euro kaufen können, können Sie dieses Versprechen ganz einfach überprüfen. Messen Sie die Werte des Ausgangswassers (ungefilterten Leitungswassers) und dann die des gefilterten Wassers. Im gefilterten Wasser sollte der Gehalt an Fremdstoffen noch maximal bei 10 % im Vergleich zum Ausgangswasser liegen. Ergibt die Messung z. B. beim Ausgangswasser einen Wert von 500 ppm, sollte das gefilterte Wasser entsprechend nur noch maximal 50 ppm aufweisen.

c. Billigware oder Deluxe-Anlage?

Unserer Erfahrung zufolge unterscheiden sich die meisten Anlagen nur wenig in der Qualität des verwendeten Materials, was das Gehäuse der Anlage angeht. Die meisten Anbieter verwenden dafür die gleiche Billigware aus Fernost. Preisunterschiede von mehr als 1000 Euro sind daher in unseren Augen nur schwer nachvollziehbar und vermutlich eher in den Vertriebswegen zu finden.

Anders dagegen sieht es mit dem Innenleben von Umkehr-Osmosen-Anlagen aus. Denn die Qualität von Filter und Membran kann unterschiedlich ausfallen. Ähnliches gilt für Ventile und Schläuche. Falls Ihr Budget es erlaubt, würden wir empfehlen nur dort einzukaufen, wo Sie geprüfte Qualität und eine persönliche telefonische Beratung vorfinden, anstatt bei diversen Billiganbietern auf großen Internetplattformen.

So erkennen Sie die Qualitätsunterschiede bei einer Umkehr-Osmose-Anlage

Die Umkehr-Osmose-Membran ist das Herzstück und der wichtigste Teil der Anlage und nur diese ist letztendlich ausschlaggebend für die Qualität des Osmosewassers. Unserer Erfahrung nach werden die hochwertigsten Membranen in den USA und in Russland hergestellt und sind in jedem Fall einer Membran aus China oder Indien vorzuziehen. Zur Zeit am idealsten scheint die DOW Filmtec 75 GPD Membran vom Typ BW60-1812-75 zu sein (Stand 2016).

Die Anzahl der Vor- und Nachfilter ist hingegen für die Qualität des gefilterten Trinkwassers nur wenig relevant. Auch, ob es sich dabei um einen Aktivkohleschüttel- oder Aktivkohleblockfilter handelt, ist für die Qualität nicht entscheidend. Denn das Herzstück der Anlage, die Membran, filtert sowohl die Durchlässe eines überfüllten Aktivkohleblockfilters als auch potentielle Verunreinigungen durch den Kleber eines Aktivkohleblockfilters zuverlässig. Hingegen sollten Verbindungen. aufgrund der besseren Haltbarkeit und Schläuche, die mit dem gefilterten Wasser in Berührung kommen, von geprüfter Lebensmittelqualität sein, empfehlenswert sind Schläuche von JohnGuest.

3. Sinn und Unsinn von teuren Zusatzbestandteilen

Hochpreisige Anlagen sind sehr oft auch ausgestattet mit Zusatzbestandteilen wie Wasserstopper, Keimsperren, automatisiertem Spülungssystem
oder integriertem TDS-Messgerät zum Überprüfen, ob die Anlage korrekt
funktioniert. Diese Zusätze sind durchaus sinnvoll, gehen jedoch ins Geld
und können auch in Eigenregie – zwar mit etwas mehr an Aufwand, dafür
aber deutlich kostengünstiger – gelöst werden.

a. Integrierte Technik zur Überprüfung der Wasserqualität

Deluxe-Anlagen sind oft ausgestattet mit einem Display, auf dem der pH-
Wert und der Leitwert des Wassers angezeigt wird. So kann man schnell
ablesen, ob die Qualität des Wassers stimmt. Wer auf diesen Luxus verzichten, sich aber dennoch nicht blind auf die Anlage verlassen möchte,
kann die Qualität des Wassers ganz einfach selbst kontrollieren, indem er
das Wasser in regelmäßigen Abständen mit einem TDS-Messgerät, das
man für wenige Euro kaufen kann, überprüft.

b. Wasserstopper

Ein Wasserstopper ist immer dann sinnvoll, wenn die Anlage durchgehend am Wassernetz angeschlossen ist, wie das bei Anlagen mit Tank der
Fall ist. So können Wasserschäden vermieden werden, sollte die Anlage
aus irgendeinem Grund eines Tages undicht werden. Aber auch einen
Wasserstopper kann man separat kaufen und dann selbst anbringen.

c. Automatisches Spülungssystem

Ein automatisches Spülungssystem sorgt dafür, das die Membran der Anlage regelmäßig gespült wird und sorgt so für eine längere Haltbarkeit der
Membran. Man kann aber auch eine Anlage wählen, bei der die Spülung
von Hand durchgeführt werden kann und dadurch bei der Anschaffung einige an Euro sparen. Wird die Anlage allerdings öfter über einen Zeitraum
von 1-2 Wochen oder noch länger nicht genutzt (z. B. bei Abwesenheit im
Urlaub oder auf Geschäftsreisen) kann ein integriertes automatisches Spülungssystem die Anlage vorm Verkeimen schützen und daher durchaus

Sinn machen, wenn man die Anlage nicht nach jeder Abwesenheit auf chemische Weise entkeimen möchte (dazu bitte das nicht unumstrittene, aber in unseren Augen in kleinen Mengen unbedenkliche MMS (Chlordioxid) oder das sehr günstige Wasserstoffperoxid verwenden).

Wer technisch etwas begabt ist, kann sich eine hochwertige Umkehr-Osmose-Anlage sehr günstig auch ganz einfach selbst zusammenbauen. Wertvolle Tipps dazu hier: http://www.lebendiges-trinkwasser.de

d. Keimschutz

Anders als in den USA, in denen die Verwendung von Umkehr-Osmose-Anlagen schon viele Jahre lang weit verbreitet sind und eine Verkeimungsgefahr wegen des hohen Chlorgehalts im Leitungswassers unbekannt ist, ist das in Deutschland und vielen anderen europäischen Ländern anders. Denn bei uns, wie auch in vielen Nachbarländern, wird das Leitungswasser bei Weitem nicht so stark gechlort wie in den USA, wodurch die Gefahr der Verkeimung potenziell gegeben ist – auch ohne die Verwendung eines Tanks.

Dabei können Keime entweder über die Vorfilter an die Membran gelangen und in Zeiten längerer Betriebspausen, z. B. im Urlaub, die feine Hülle der Membran beschädigen und so ins Trinkwasser gelangen. Auch können Keime von hinten über den Tank oder das angeschlossene Abwassersystem ins gefilterte Wasser kommen. Eine zusätzliche Ausstattung mit Keimsperren und einem automatischen Spülungssystem können hier Abhilfe schaffen.

Verkeimungsgefahr von Filtern und Membran

Besonders anfällig für eine Verkeimung sind die Vorfilter der Anlage, die daher regelmäßig alle sechs bis zwölf Monate gewechselt werden sollten. Selbst, wenn sich in dieser Zeitspanne bereits Keime gebildet haben sollten, besteht kein Grund zur Panik. Denn potentiell vorhandene Keime der Vorfilter werden durch die viel feineren Poren der Membran der Anlage abgehalten und gelangen damit nicht ins gefilterte Wasser. Einzige

Ausnahme: die Anlage bleibt über einen längeren Zeitraum unbenutzt. Dann haben die Bakterien die Möglichkeit, die feine Schicht der Membran zu beschädigen und gelangen bei Wiederaufnahme des Betriebs ins gefilterte Wasser.

Durch die Integration eines Spülungssystems, das die Anlage automatisch, also auch bei Abwesenheit z. B. im Urlaub, zyklisch spült, kann die Verkeimung der Membran effektiv verhindert werden.

Retrograde Verkeimung

Gefährlicher ist eine sogenannte retrograde Verkeimung, bei der die Keime von hinten über die Anbindung ans Abwassersystem in die Anlage gelangen. Auch, wenn die Gefahr einer rückwärtigen Verkeimung laut Ansichten einiger Experten gering ausfallen mag, kann diese Möglichkeit nicht geleugnet werden.

Keimsperren für absolute Sicherheit

Wer auf Nummer sicher gehen möchte, kann sich durch den Einbau einer Keimsperre, auch Hohlfasermembran genannt, schützen. Diese können sowohl vorne als auch hinten angebracht werden. So dass sich in beide Richtungen keine Keime ansiedeln können. Die Poren von Keimsperren sind $0,15 \mu m$ und lassen damit selbst Keimsporen keine Chance. Solche Keimsperren können auch nachträglich in Umkehr-Osmose-Anlagen eingebaut werden. Allerdings bieten vor allem Billiganbieter diesen Service nicht an.

Das Anbringen einer Keimsperre, die auch als Holzfasermembran bezeichnet wird, ist durchaus zu empfehlen. Denn selbst, wenn die Keime über die Vorfilter in die Anlage gelangen und die Keime dann immer noch von der Membran abgehalten werden, kann die Verkeimung des gefilterten Wassers nicht völlig ausgeschlossen werden. Immer mal wieder können kleinste Verarbeitungsfehler bei der hochsensiblen Membran zu größeren Öffnungen führen, durch die dann doch Keimsporen gelangen können.

Auch wenn die Anlage nicht regelmäßig benutzt und korrekt gewartet wird, kann nicht ausgeschlossen werden, dass die Keime in Vorfiltern die dünne Schicht der Membran beschädigen.

Osmoseanlage mit Quick Change System
Auch beim Filterwechsel kann es, durch den Kontakt mit Händen und dem Umfeld, zur Verkeimung kommen. Beim Filterwechsel sollte der Verbraucher daher auf hygienische Bedingungen achten oder den Wechsel vom Fachmann ausführen lassen. Eine andere Möglichkeit sind die neu entwickelten Quick Change Anlagen.

Hier wird das Filterwechseln erheblich erleichtert und eine potentielle Verkeimung währenddessen ausgeschlossen. Die einzelnen Filterbehälter werden im Ganzen abgeschraubt und die neuen einfach wieder aufgesetzt. Ein direkter Kontakt der Filter mit Händen oder Umgebung wird somit umgegangen. Und der Filterwechsel wird so kinderleicht. Der Nachteil: Es fällt deutlich mehr Plastikmüll an und die Filterkartuschen der Quick-Change-Systeme sind teurer als die Filter bei herkömmlichen Anlagen.

Verkeimungsgefahr im Urlaub
Wenn die Osmoseanlage täglich in Betrieb ist, ist die Verkeimungsgefahr gering. Steht die Anlage allerdings für Tage bis Wochen unbenutzt herum, zum Beispiel, wenn man sich im Urlaub befindet, dann können sich schnell Keime ansiedeln. Integrierte Spülsysteme, die die Anlage automatisch regelmäßig durchspülen, können hier Abhilfe schaffen. Dazu muss die Anlage allerdings durchgehend am Wassernetz angeschlossen sein. Dann bitte einen Wasserstopper anbringen, um das Risiko eines Wasserschadens zu umgehen.

Chemische Reinigung als Alternative
Wer bereits eine Anlage hat, die er nicht mehr nachträglich mit Keimsperren ausstatten möchte, oder sie aus einem anderen Grund nicht anbringen kann oder möchte, kann seine Anlage auch regelmäßig durch eine chemische Desinfektion vor einer Verkeimung schützen. Dazu würden

wir ausschließlich das nicht ganz unumstrittene Chlordioxid (MMS) oder Wasserstoffperoxid verwenden, weil beides in unseren Augen in kleinen Mengen nicht schädlich für unseren Körper ist und trotzdem sehr effektiv vor Keimen und Bakterien schützt. Einer Bestrahlung mit speziellen UV-Lampen stehen wir hingegen skeptisch gegenüber.

Wegen der potentiellen Gefahr von Keimen auf die Aufbereitung des Trinkwassers auf eine Umkehr-Osmose-Anlage zu verzichten, das käme für uns aber auch nicht in Frage. Denn schließlich sind im Leitungswasser viele schädliche Stoffe enthalten. Und wenn wir unser Trinkwasser nicht filtern, dann wird unser Körper zum Filter – das muss nicht sein!

Tipps für die Kaufentscheidung einer Umkehr-Osmose-Anlage im Überblick:

- Überprüfen Sie den Wasserdruck bei sich zu Hause. Falls Ihr Druck zu niedrig oder zu hoch ist, benötigen Sie eine Druckerhöhungspumpe bzw. einen Druckminderer.

- Achten Sie auf persönliche Beratungsmöglichkeit im Idealfall mit persönlichem Ansprechpartner.

- Achten Sie auf geprüfte Qualität bei Filtern, Membran und Kleinteilen, die mit dem Wasser in Berührung kommen.

- Achten Sie auf das Abwasser-Reinwasser-Verhältnis.

- Kalkulieren Sie Anschaffungs- und Betriebskosten.

- Beachten Sie Ihre persönlichen Bedürfnisse (Installation, Auf- oder Untertischanlage usw.).

- Achten Sie auf eine ausreichend lange Garantiezeit von 2 oder 5 Jahren (ausgenommen sind hierbei Verschleißteile, die im Regelfall nur eine Garantie von 6 Monaten erhalten).

- Fragen Sie danach, ob Sie Installation und Filterwechsel auch allein durchführen können, ohne auf die teure Unterstützung eines Fachmanns angewiesen zu sein. Achtung: Bei einigen hochpreisigen Anbietern verlieren Sie den Garantieanspruch, wenn Sie die Anlage selbst öffnen oder die Filter wechseln!

- Finden Sie die für Sie passende Lösung gegen Keime.

Gut zu wissen: Wenn Sie Ihre Osmose-Anlage mit einem Wasserstopper ausstatten, schützen Sie sich vor Wasserschäden. Der Wasserstopper wird am Boden unter der Anlage befestigt und reagiert beim Ausfließen von Wasser, z. B. aufgrund undichter Stellen, und stoppt dann sofort die Wasserzufuhr. Mit einem TDS-Messgerät können Sie die Leistungsfähigkeit Ihrer Umkehr-Osmose-Anlage ganz einfach überprüfen. Das Gerät misst den Gehalt der gelösten leitfähigen Feststoffe (Salze, Mineralien, Metalle) im Wasser. Im Vergleich zum Ausgangswasser sollte gefiltertes Wasser maximal noch 10 Prozent der anfangs enthaltenden Fremdstoffe enthalten. Liegt die Quote darüber, steht ein Filterwechsel bzw. der Austausch der Membran an. Und auch, ob Ihr Trinkwasser von Bakterien, Viren oder Algen befallen ist, können Sie z. B. mit dem Wasser-Selbst-Test PiA® der Petrischale mit integriertem Ausstrichsystem, selbst überprüfen.

III. Literaturempfehlungen

- **Das Wesen des Wassers**
  Originaltexte, herausgegeben und kommentiert von Jörg
  Schauberger von Viktor Schauberger erschienen im AT-Verlag

- **Welt im Tropfen: Gedächtnis und Gedankenform im Wasser**
  erschienen im Gutesbuchverlag unter der Leitung von Bernd
  Kröplin

- **Die Antwort des Wassers**
  von Masaru Emoto erschienen im Koha-Verlag

- **Wasser – Grundsubstanz des Lebens und Denkens**
  Karl Trichner drückt es in seinem Buch

- **Wasser & Salz – Urquell des Lebens**
  von Peter Ferreira und Barbara Hendel erschienen im Michaels
  Vertrieb

- **Sie sind nicht krank, Sie sind durstig!**
  von Dr. med. Batmanghelidj erschienen im VAK Verlag

- **Hexagonales Wasser – Der Schlüssel zur Gesundheit**
  von Dr. Mu Shik Jhon erschienen im Mobiwell Verlag

- **Wasser mehr als H_2O**
  von Gerald H. Pollack erschienen im VAK Verlag

Empfehlenswerte Webadresse: Tipps vom Profi, Videos zur Funktionsweise von Umkehr-Osmose-Anlagen, Hilfe für Selbstbauer:

www.lebendiges-trinkwasser.de

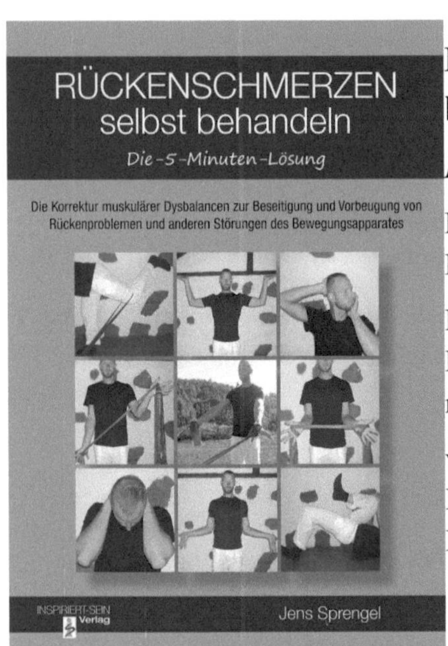

Rückenschmerzen selbst behandeln

Die 5-Minuten-Lösung

Ein Selbsthilferatgeber für Betroffene

Leicht umsetzbare Übungen zur Korrektur muskulärer Dysbalancen mit und ohne Theraband.

von Jens Sprengel
Inspiriert-Sein Verlag
ISBN: **978-3-946026-00-6**